李雪峰　郭尧嘉　主编

顾氏内科传习录

苏州大学出版社
Soochow University Press

图书在版编目(CIP)数据

顾氏内科传习录 / 李雪峰，郭尧嘉主编. -- 苏州：苏州大学出版社，2024.9. -- ISBN 978-7-5672-4943-1

Ⅰ.R25

中国国家版本馆 CIP 数据核字第 2024Z95F16 号

书　　名 /	顾氏内科传习录
	Gushi Neike Chuanxi Lu
主　　编 /	李雪峰　郭尧嘉
责任编辑 /	赵晓嬿
助理编辑 /	樊慧娟
装帧设计 /	吴　钰
出版发行 /	苏州大学出版社(Soochow University Press)
社　　址 /	苏州市十梓街1号
邮　　编 /	215006
邮购热线 /	0512-67480030
销售热线 /	0512-67481020
印　　刷 /	苏州工业园区美柯乐制版印务有限责任公司
开　　本 /	890 mm×1 240 mm　1/32　印张 8.875　插页 2　字数 200 千
版　　次 /	2024 年 9 月第 1 版
印　　次 /	2024 年 9 月第 1 次印刷
书　　号 /	ISBN 978-7-5672-4943-1
定　　价 /	30.00 元

图书若有印装错误，本社负责调换
苏州大学出版社营销部　电话：0512-67481020
苏州大学出版社网址　http://www.sudapress.com
苏州大学出版社邮箱　sdcbs@suda.edu.cn

顾中欣简介

顾中欣，江苏省常州市武进人。主任中医师，江苏省名中医；扬州市名中医，扬州市中医名师；全国基层名老中医药专家传承工作室指导老师，江苏省老中医药专家学术经验继承工作指导老师；扬州市非物质文化遗产"顾氏内科中医术"代表性传人。顾老先后担任全国中医学会第一届会员、江苏省中医学会第一届会员、中华中医学会咸丰国医国药研究馆特约研究员等职。1996年获扬州市规范服务达标先进个人荣誉。分别被《中华当代名人辞典》《中国当代中西名医大辞典》《中国特色名医大辞典》《中国跨世纪专科名医大典》收录。

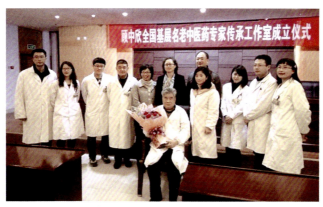

顾中欣全国基层名老中医药专家传承工作室成立仪式

顾老生于中医世家，幼承庭训，熟读医籍，继祖业志于岐黄。1970年从南京中医学院医疗系毕业后到江苏省仪征市中医院工作，历任住院中医师、主治中医师、主任中医师，仪征市中医院门诊部主任。顾老潜心研究岐黄之术，临床上对内科杂病、男科、妇科系统疾病有着丰富的诊治经验，尤其对肝炎、肝硬化、中风、肺心病、高血压性心脏病等疾病有着独特的见解及治疗经验。先后创立了榆钱四物汤治疗子宫发育不良，蛭星元龙汤治疗中风、高血压性心脏病，消石散治疗胆囊结石等新疗法；在《四川中医》《浙江中医杂志》等期刊上发表学术论文40余篇，并多次获得仪征市科技论文奖。

《顾氏内科传习录》编写组

主　　编：李雪峰　郭尧嘉
副主编：吴祝平　郑晓辉　严　华　王　燕
编　　者：（按姓氏笔画排序）
　　　　　王　燕　王德明　叶莎莎　汤定伟
　　　　　严　华　李雪峰　吴祝平　陈中红
　　　　　林　伟　郑晓辉　夏　娟　钱　洲
　　　　　郭尧嘉　葛　勤　谢　坚　黎　强
　　　　　潘晓星

序言一

中医的发展创新,提高临床疗效是必由之路。而提高临床疗效的捷径,就是通过继承前人宝贵的诊疗理论和丰富的临床经验,从而提升中医临床思维能力和临证水平。

中医学是具有中国特色的医学科学。中医药人才的培养,从国家、社会的需求出发,应该在多种模式、多个层面展开。只有遵循中医药学自身发展的规律,学习中医药理论和技能,把中医理论知识与先贤临证经验有机结合起来,传承中医精髓,并灵活应用于临床实践,才能成为优秀的中医临床人才。

"读经典做临床",关键在"做"字上苦下功夫;敢于质疑而后验证、诠释,进而创新,创新寓于继承之中。中医治学当溯本求源,古为今用,继承是基础,创新是归宿。继承中医药学的经典理论与临床诊疗经验等特色和优势是实现中医现代化的基础和起点。厚积薄发为治学常理。勤求古训、博采众长、融会新知,用科学的临床思维方法,将经典中医理论与临床实践紧密联系,以显著的临床疗效诠释、验证先贤的理论,并形成特色鲜明的新的诊疗手段和方法,于继承之中求创新发展,以推动中医学科的进步。

厚积薄发,由博返约,是优秀中医人才成长的必然过程。步入21世纪,中医的发展与创新仍然离不开继承。只有在充分继承传统的基础上，才能进行有针对性的创新，发挥其在防病治病中的独特优势和作用，更好地满足人民群众的健康需求。

顾氏内科中医术源远流长，是顾老中医家族及其后继学者世代传承之术。在中医内科领域，顾氏内科中医术独树一帜，对于许多疑难杂症都有着显著的疗效。江苏省名中医顾中欣主任作为传承者，毕生致力于中医事业的发展，他用精湛的医术和无私的奉献，为无数患者带来了健康和希望。他在临证中善于运用顾氏内科中医术的独特理论和方法，为患者提供个性化的治疗方案。顾中欣老中医更是将顾氏内科中医术的精髓与现代医学理论相结合，进行了深入的探索和研究。他发表的多篇学术论文，提出的诸多诊疗理论，不仅为中医内科领域的实践提供了新的思路和方法，也为顾氏内科中医术的传承和发展奠定了坚实的理论和实践基础。

为了深入研究和挖掘顾氏内科中医术的独特之处，将其与现代医学理论相结合，探索出更多有效的临证治疗方法，顾中欣名老中医药专家工作室成员及其学生，收集整理了顾老公开发表的论文以及在各种学术讲座中使用的讲稿，顾老的学生们公开发表的关于传承顾师经验的论文、跟师典型医案以及学习心得，汇集成册，编撰成书。

全书分医话、医案、医文、附篇四个部分。医话部分收集整理了顾老平时给学生上课的讲稿以及学生们整理的部分代表顾氏内科学术的经验；医案部分收集了顾老临证的部分典型案例；医文部分是顾老及其学生在正式期刊上发表的关于顾氏中医内科学术经验的论文；附篇着重介绍顾老从医经历、顾氏内科中医术的学术特点、顾中欣名老中医药专家工作室情况。该书较为全面地阐述了顾老独特的中医临证思维体系和治疗方法，对中医同道有一定的借鉴意义。

《顾氏内科传习录》是名老中医学术经验的传承佳作，是广大中医工作者、中医院校及师承学生不可多得的临证学习用书和参考资料。受李雪峰院长的邀请，不揣浅陋，谨以为序，希望能为该书的推广，以及为中医事业的传承、发展、创新做一份中医人积极的贡献。

朱虹

2024年9月

（朱虹教授为扬州大学中西医结合学系党总支书记、主任中医师）

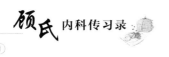

序言二

欣闻李雪峰教授团队整理出版《顾氏内科传习录》,有幸先睹为快,前后翻阅,连读数遍,不觉如大快朵颐,美味良多,读则神清气爽,合则思绪飞扬,咀而甘之如饴,实感大受裨益!

本书集顾中欣先生50余年内科诊疗之精华,分医话、医案、医文、附篇四个部分,内容从先天命门天癸到后天之本脾胃,从心肺肝肾到内外妇儿,从五脏六腑到五官五体诸病,皆有精彩论述。本书既传承顾氏内科家学,发皇古义,又兼收现代诸家经验,融会新知,更有诸多病机关键新识、用药阐发新意、药对组合新功,开创有效方剂,为脾胃诸病和内外疑难杂症的诊治呈现了有效的辨治方案、独特的诊疗思路和鲜活的实证案例,读者研之即用,究之则启,不觉耳目一新,岂不快哉!

再读本书顾中欣先生经验,遥拜先生学识精深,临证扎实,实乃临床大家,作序学习,心领神会,幸甚至哉!

徐陆周
2024年9月

(徐陆周主任为江苏省中医院脾胃病科科主任、主任中医师、博士生导师)

前 言

在浩瀚的中医领域中，无数杰出的医者和他们独特的医术为人类的健康事业做出了不可磨灭的贡献。在这片繁星点点的中医星空中，顾氏内科中医术犹如一颗璀璨的明珠，熠熠生辉，而顾中欣老中医则是这一医术的杰出代表和传承者，他的医术和医德都为人所称颂。

顾中欣老中医，作为江苏省的名中医，不仅在扬州仪征广有声名，更在江苏省范围内享有盛誉。他的一生都致力于中医事业的发展，用精湛的医术和无私的奉献，为无数患者带来了健康和希望。他的医术之所以能够得到如此广泛的认可，除了因为他深厚的中医理论功底和丰富的临床经验外，更因为他所传承和发扬的顾氏内科中医术的独特疗效。

顾氏内科中医术源远流长，是顾老中医家族及其后继学者世代传承之术。这一医术凝聚了数代人的智慧和心血，经过无数次的实践和完善，逐渐形成了自己独特的理论体系和治疗方法。在中医内科领域，顾氏内科中医术独树一帜，对于许多疑难杂症都有着显著的疗效。其不仅仅是一种医术，更是一种文化的传承，一种对生命的敬畏和尊重。

顾中欣老中医作为这一医术的传承者，更是将其发扬光大。他深知，医术不仅仅是一种技术，更是一种责任。他用自己的实际行动践行了这一理念，无论是在临床诊疗中，还是在学术研究上，他都始终保持着对医术的敬畏和对患者的关爱。他的每一次诊疗，都不仅仅是对患者病情的判断和治疗，更是对患者身心的一次全面关怀。

在临床实践中，顾中欣老中医善于运用顾氏内科中医术的独特理论和方法，为患者提供个性化的治疗方案。他深知，每个患者的病情和体质都是不同的，因此，他始终坚持因人而异、因病施治的原则。他的治疗方案不仅仅针对患者的症状，更注重调整患者的整体身体状态，使其达到内外平衡、阴阳调和的最佳状态。在学术研究上，顾中欣老中医更是将顾氏内科中医术的精髓与现代医学理论相结合，进行了深入的探索和研究。他发表的多篇学术论文，不仅为中医内科领域的发展提供了新的思路和方法，也为顾氏内科中医术的传承和发展奠定了坚实的基础。除了在临床实践和学术研究上的卓越成就外，顾中欣老中医还非常注重中医文化的传承和推广。他深知，中医作为中华民族的瑰宝，需要得到更多人的了解和认同。因此，他积极参与各种中医文化交流活动，用自己的实际行动推广中医文化，让更多的人了解并认识到中医的博大精深。

回顾顾中欣老中医的一生，我们可以看到他对中医事业的执着追求和无私奉献。他用自己的实际行动践行了"大医精诚"的医学精神，为中医事业的发展做出了不可磨灭的贡献。他的医术和医德都为我们树立了榜样，激励着我们不断前行。

在当今社会，随着现代医学的快速发展，中医面临着前所未有的挑战和机遇。如何在保持自身特色的同时，与现代医学相融合，成为中医发展的一个重要课题。而顾氏内科中医术和顾中欣老中医的成功经验，为我们提供了有益的借鉴。我们应该深入研究和挖掘顾氏内科中医术的独特之处，将其与现代医学理论相结合，探索出更多有效的治疗方法。同时，我们也应该注重中医文化的传承和推广，让更多的人了解并认同中医的价值和意义。

此外，我们还应该注重培养更多的中医人才，为中医事业的发展注入新的活力。我们应该鼓励更多的年轻学子投身于中医事业，学习并传承顾氏内科中医术等宝贵的医学遗产。同时，我们也应该为中医人才提供更多的发展机会和平台，让他们能够在实践中不断锤炼自己的医术和医德。

总之，顾中欣老中医和顾氏内科中医术为我们树立了一个光辉的榜样。我们应该深入学习和传承顾氏中医的医术和医德，为中医事业的发展贡献自己的力量。同时，我们也应该积极探索和创新，让中医在现代社会中焕发出更加璀璨的光芒。

李雪峰　郭尧嘉
2024 年 9 月

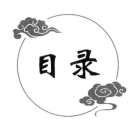

医 话

略谈中医治病模式	顾中欣 / 3
重温命门学说，运用温阳补火法的点滴体会	顾中欣 / 7
浅谈天癸与月经	顾中欣 / 17
脾阴及其临床意义	顾中欣 / 22
脾为后天之本的临床意义	顾中欣 / 27
胃脘痛病机证治的探讨	顾中欣 / 30
胃脘痛的辨证论治	顾中欣 / 38
略谈胆胃综合征	顾中欣 / 44
略谈中医眼科的认识	顾中欣 / 48
略谈泌尿系感染的中医治疗	顾中欣 / 52
顾中欣名老中医临床学术思想总结	吴祝平 / 60
顾中欣名老中医临证经验总结	李雪峰 / 65
顾中欣名老中医通治方思想浅探	吴祝平 / 70
水蛭临床运用体会	顾中欣 / 75
顾中欣主任临床运用对（队）药经验谈	郭尧嘉 / 81
顾中欣名老中医临床运用虫类药物经验浅谈	郭尧嘉 / 87

医 案

医案 1	胃络痛案	李雪峰、钱洲、叶莎莎整理	/ 95
医案 2	胃癌案	李雪峰、严华、郑晓辉整理	/ 96
医案 3	胁痛案 1	王燕、叶莎莎、钱洲整理	/ 96
医案 4	胁痛案 2	郭尧嘉、王燕、钱洲整理	/ 99
医案 5	肝瘟案 1	严华、郑晓辉、李雪峰整理	/ 100
医案 6	肝瘟案 2	郑晓辉、严华、李雪峰整理	/ 101
医案 7	鼓胀案 1	李雪峰、严华、钱洲整理	/ 102
医案 8	鼓胀案 2	郑晓辉、李雪峰、严华整理	/ 103
医案 9	肠痈案	钱洲、李雪峰、叶莎莎整理	/ 104
医案 10	便秘案	葛勤、叶莎莎整理	/ 104
医案 11	头痛案	严华、叶莎莎、李雪峰整理	/ 106
医案 12	眩晕案 1	李雪峰、汤定伟、郭尧嘉整理	/ 106
医案 13	眩晕案 2	谢坚、李雪峰整理	/ 107
医案 14	不寐案 1	李雪峰、汤定伟、王燕整理	/ 108
医案 15	不寐案 2	李雪峰、王燕、汤定伟整理	/ 110
医案 16	中风案 1	李雪峰、郑晓辉、严华整理	/ 110
医案 17	中风案 2	李雪峰、郑晓辉、严华整理	/ 112
医案 18	中风案 3	郑晓辉、严华、李雪峰整理	/ 113
医案 19	鼻渊案	李雪峰、汤定伟、叶莎莎整理	/ 114
医案 20	咳嗽案	郭尧嘉、钱洲整理	/ 115
医案 21	心痹案	李雪峰、钱洲、汤定伟整理	/ 116
医案 22	项痹案	郭尧嘉、葛勤、叶莎莎整理	/ 117

医案 23	血痹案	叶莎莎、汤定伟、李雪峰整理 / 118
医案 24	风痹案	郭尧嘉、王燕、叶莎莎整理 / 119
医案 25	腰痹案	钱洲、王燕、李雪峰整理 / 120
医案 26	淋证案	李雪峰、叶莎莎、钱洲整理 / 121
医案 27	蛇串疮案	谢坚、李雪峰整理 / 124
医案 28	阳痿案	汤定伟、李雪峰、葛勤整理 / 126
医案 29	气瘤案	葛勤、王燕、汤定伟整理 / 127
医案 30	痤疮案	王燕、葛勤、郭尧嘉整理 / 128
医案 31	口疮案	汤定伟、王燕、葛勤整理 / 130

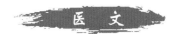

医 文

马钱通关散加味治疗功能性不射精		顾中欣 / 135
顽固崩漏治验		顾中欣 / 137
榆钱四物汤治疗子宫发育不良症		顾中欣 / 138
回阳救逆，化险为夷		顾中欣 / 140
活血化瘀法治疗中风 23 例		顾中欣 / 142
绞兰蛭星汤治疗癌症		顾中欣 / 145
中风验案 2 则		顾中欣 / 148
雷钱川乌桂枝汤治疗痹证		顾中欣 / 151
食管平滑肌瘤验案		顾中欣 / 153
真寒假热案验证举隅		顾中欣 / 156
清开灵治疗高热 187 例疗效观察		顾中欣 / 160
蛭星元龙降压汤治疗高血压 38 例	李雪峰、顾中欣 / 162
蝉蜕临床新用		林伟、顾中欣 / 165

自拟解疲汤治疗慢性疲劳综合征 35 例

李雪峰、严华、顾中欣 / 168

自拟舒胃消萎散治疗慢性萎缩性胃炎 42 例

李雪峰、严华、顾中欣 / 172

蛭星元龙汤　　　　　　　　　　李雪峰、顾中欣 / 177

顾中欣运用血府逐瘀汤加减辨治失眠案

郭尧嘉、顾中欣 / 178

顾氏抑菌和胃饮治疗 Hp 相关性胃炎疗效观察

王燕、李雪峰、郭尧嘉、葛勤、顾中欣 / 181

畏寒肢冷验案　　　　　　　　郭尧嘉、顾中欣 / 186

乌梅、僵蚕治疗胆囊息肉临床实践　　黎强、顾中欣 / 188

从痰瘀论治痴呆验案　　　　　吴祝平、顾中欣 / 193

顾中欣治疗百合病验案 1 则　　葛勤、李雪峰、顾中欣 / 195

顾中欣治疗癌症的策略与经验总结　吴祝平、顾中欣 / 198

顾中欣老中医从肝论治胃痛临床经验浅析

王德明、黎强、顾中欣 / 208

补肾益气活血法治疗慢性特发性血小板减少性紫癜经验

谢坚、李雪峰、黎强、陈中红、王德明、顾中欣 / 212

顾中欣运用徐长卿治疗痛证

葛勤、李雪峰、吴祝平、顾中欣 / 216

顾中欣运用辣蓼、栀子治疗囊肿临床经验总结

黎强、顾中欣 / 219

顾中欣治疗痹证验案 2 则　　　　夏娟、顾中欣 / 224

自拟乌僵丹汤加味预防结直肠腺瘤术后复发的理论探讨

郭尧嘉、李雪峰 / 228

顾中欣以气虚血亏辨治免疫性血小板减少症经验

      吴祝平、李雪峰、郭尧嘉、王燕、葛勤 / 232

顾中欣治疗恶性肿瘤验案 2 则　　　　　　　吴祝平 / 239

顾氏化瘀软肝汤结合拉米夫定对乙肝病毒性肝炎

 肝硬化患者肝脏功能与中医证候积分的影响　王燕 / 242

脾胃虚弱型慢性萎缩性胃炎门诊应用顾氏益胃健

 脾汤的临床经验　　　　　　　　　　　　　王燕 / 249

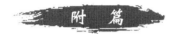

附 篇

顾中欣名老中医药专家工作室简介　　　　　　郭尧嘉 / 257

顾氏内科中医术——扬州市非物质文化遗产

          潘晓星、郭尧嘉整理 / 259

风雨五十载，漫漫行医路——记江苏省名中医顾中欣

         郭尧嘉、吴祝平、李雪峰 / 264

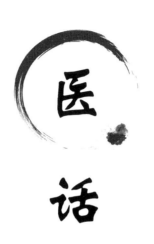

医话

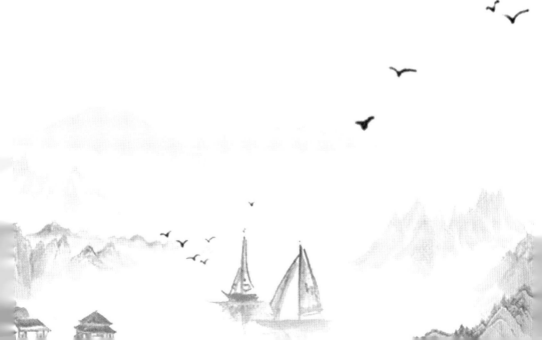

略谈中医治病模式

顾中欣

儒家学说体现乾阳刚健,自强不息,偏重于"阳"。道家强调阴柔的归止,包容功能,以贵柔崇阴、自然无为、致虚守静为"道",偏重于"阴"。中医则强调"阴平阳秘,精神乃治",注重阴阳和合,阴阳并重,兼蓄儒道两家之精髓,即"和"。

现代医学采用疾病医学模式,多数采用对抗性的治疗方法,在病毒、细菌被杀死的同时,人体内环境亦在一定程度上受到了损害,相应地,人体的自治自愈能力就减弱了。随着耐药性问题的不断加重,疾病医学的弊端已越来越被显示出来了。而中医则是以提高人体的自我治愈能力、自我修复能力为目的,重视预防,重视整体治疗和个性化治疗,强调"给邪以出路",减少对人体本身的伤害。

中医强调的是"阴阳平衡""天人合一(环境因素)""辨证施治(个性治疗)",要充分认识中医理论与实践,并加以发扬光大。下面谈谈我对中医治未病的一些体会。

治未病的思想在今天已经引起了世界各国民众的极大关注。《黄帝内经》中就有治未病的篇章,治未病可以分为三个阶段。

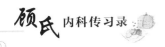

1. 未病防病

在没有得病前就要注意防止得病,未病防病的核心就在于养生。《黄帝内经》中讲了养生的三大法宝:一是养精,二是养气,三是养神。精气神是我们人体的三大宝,也是组成人体的三个基本要素。精是生命的原动力,是构成生命的基本物质;气是生命的一种动力,一种信息,一种能量;神是生命活力的一种表现形式。三者缺一不可。

2. 病中防变

得病之后要防止病情变化加重。如果知道某个脏器受损了,得病了,就要注意到病变有可能传给哪个脏腑,其发展的趋势如何,就要事先防止其下传与发展。扁鹊见蔡桓公的故事可显明疾病的传变。

病的变化非常大也非常快,在开始阶段一定要预防下一个阶段,否则病越来越重之后就不好治了。清代名医叶天士是温病专家,他每次用寒凉药治温热病的时候,会考虑到寒凉药多了易伤胃,进一步肾阴也会受损,所以方子里大多要加入养胃阴和养肾阴的药物,用甘寒的药养胃阴,用咸寒的药养肾阴。

3. 病愈之后防复发

病愈之后怎么防复发?当然也要像未病之时一样养精、养气、养神,并且三者一般一起进行,不能分开。所以,根据人生不同阶段的特点,在日常生活当中,起居饮食每时每刻都要注意保养。

治未病的思想是维持人体健康的第一个法则。

第二个法则是辨证求本。

辨证求本是一种哲学思想。《黄帝内经》认为，人最重要的根本是"生之本，本于阴阳"，而治病必求于本。治病要治根本，根本在哪里？《黄帝内经》中已经说得很清楚，生命的根本在于阴阳。实际上说的就是气，而气又源于精，表现于神。所以生命的根本就是精气神。

求本之后怎么来治病，古有"上医医国、中医医人、下医医病"之说。《黄帝内经》中讲的治病其实治的不是病，治的是证。人得了病，病只是机体不正常的某一个方面的反映，要治的是那个得病的人。所谓辨证，"证"是指人体得病以后的各种病理变化的综合表现，也是按照阴阳五行进行的综合梳理。中医的八纲辨证，即阴阳、表里、虚实、寒热八个方面，实际上就是阴阳两个方面。表里也是阴阳，虚实也是阴阳，寒热也是阴阳。所以，阴阳是总纲，表里是定位，虚实是定量，寒热是定性。通过八纲把人的证区分开来，运用的手段就是四诊。通过四诊收集的信息，综合分析判断属于哪个证。所以，中医看的是证而不是病，也就是中医治的是人，即调理人体的阴阳平衡。

比如感冒，西医认为是上呼吸道感染，中医则认为是风寒、风热，用药亦有不同。中医注重整体的病理信息。脱肛扎百会穴、牙痛扎合谷穴等方法都是从证而治。

第三个法则是整体调和。

中医看的是整体的病，采用的治疗方法也是整体调和。"人生小天地，天地大人生"，人与自然是相互对应的，主要表现在人和自然是一个整体，人是一个整体，人的内在身心是一个整体。

人和自然是一个整体，自然界一年四季的气候变化、寒热不同的气候特征，都会影响到人的健康。而人内在的身心以及五脏六腑也是一个整体，是不能随便割裂的。例如，肝经是肝的经络，但入肝经的药又不单治肝病，其他与肝经表里相关的脏器的病也都能治，因为五脏六腑是一个整体。

在治疗方法上，与西医的对抗性治疗不同，中医采用的是调和的方法。中医治疗的本质不是消除病毒、细菌病灶，而是调整人体自身的免疫能力和抗病能力。这一点特别重要，因为每个人都有自己内在的抗病能力，中医称之为自组织能力或是自调节能力，西医则称之为自身免疫能力。随着年龄的增长和外界各种因素的影响，人体这种抗病的能力下降了。但通过养生，包括中药的调理，人的抗病能力又能不断提升，中医的说法就是调动和激发人的正气。《黄帝内经》云："正气存内，邪不可干。"正气守在里面，邪气就进不来，人就健康。

（李雪峰、郭尧嘉整理）

重温命门学说，运用温阳补火法的点滴体会

顾中欣

命门是祖国医学藏象学说中的一个重要问题，近年来的临床和实验研究工作，进一步证实了这一点，笔者通过学习命门学说，并运用温阳补火法治疗某些慢性疾病，颇获佳效。今将学习命门学说的心得及临床的点滴体会叙述于下。

一、理论认识

（一）部位

当代医家虽然一致推崇命门的重要性，但在命门的部位问题上，存在着一些争论，大致可归纳为以下两种看法。

1. 左为肾，右为命门

这种看法始于《难经》三十六难和三十九难："肾两者非皆肾也，其左者为肾，右者为命门""谓肾有两脏也，其左为肾，右为命门"。之后，王叔和、严用和等皆附和该说法，李东垣虽然认为"不可独指右肾为命门"，但亦不否认左水右火之说，并指出："左肾之阴水生肝木，肝木生心火；右肾之阳火生脾土，脾土生肺金，其四脏之于肾，犹枝叶之出于根也。"张景岳虽不赞同《难经》"左肾右命门"之说，

但在左水右火的观点上是一致的,所不同的只是认为左右两肾都属于命门,而以右肾(阳)为主,并认为在脉象的体现上,以及在右归丸主治项下,有"益火之源,以培右肾之元阳"句。这些看法在一定程度上,都受《难经》的影响。

2. 七节之旁,中有小心

另一种看法起源于《素问·刺禁论》:"七节之旁,中有小心。"明代以后的医家多数以此为依据。赵献可对此有较详细的论述,指出命门位于两肾各一寸五分之间,沿脊柱自上而下第十四节、自下而上第七节,命门右旁一小白窍是相火,左旁一小黑窍是真水。张景岳对命门部位的看法,在其论述中是含糊不清的,先后有命门"同子宫血室"(《类经附翼·求正录·三焦包络命门辨》),"脐接丹田,是为气海,即命门也"(《类经附翼·求正录·大宝论》),"命门居两肾之中,即人身之太极"(《类经附翼·求正录·真阴论》)等不同说法。但综而观之,命门大致上是处于两肾之间,居直肠之前,膀胱之后,相当于气海的部位,亦即道家所称之丹田。其他像孙一奎在《医旨绪余》中指出:"命门乃两肾中间之动气,非水非火,乃造化之枢纽,阴阳之根蒂,即先天之太极";李梴的《医学入门·卷之五·虚类·养老》指出"两肾中间,白膜之内,一点动气,大如筋头,鼓舞变化,大阖周身,熏蒸三焦,消化水谷,外御六淫,内当万虑,昼夜无停"。李时珍认为:"命门者,三焦之本原……其体非脂非肉,白膜裹之,在脊骨第七节两肾中央,系着于脊,下通二肾,上通心肺贯脑,为生命之源,相火之主,精气之府……《内经》所谓七节之旁,中有小心是也。"(出自汪昂的《本草备要》）近年来，亦有人认为"七节之旁，中有小心"中，"小心"应指第七胸椎左旁之心包络，亦有人认为命门是腹腔神经丛，相火是肾上腺等。

(二) 作用

对于命门的作用，历代医家的看法比较一致，皆认为是人体赖以维持生命的根本。《难经·三十六难》首先指出"命门者，诸神精之所舍，原气之所系也，男子以藏精，女子以系胞。故知肾有一也"，并说"其气与肾通"，从而指出了命门功能与肾的密切关系。赵养葵十分重视命门的作用，认为命门是十二经之主，如无命门，五脏六腑都将失去作用。而命门的作用是通过火，这是一种先天无形之火，是人身的至宝，名曰相火，相火在命门的指挥下，传流于五脏六腑之间而不息。相火位于命门之右，命门左边则有"真火"，真火亦为无形之火，跟随相火一起周流，到脑则为髓海，再泌其精液而滋养四肢肌肉和脏腑。相火与真火周流而不能滞留，更不能停息，"滞则病，息则死"。

张景岳对于命门的作用，也有较详细的论述。他说："命门为精血之海，脾胃为水谷之海，均为五脏六腑之本，然命门为元气之根，为水火之宅，五脏之阴气非此不能滋，五脏之阳气非此不能发。而脾胃以中州之土，非火不能生"，并把命门之火说成是元阳。他还指出，命门不仅仅是阳气的根本，是"元阳之宅"，而且也是藏精的地方，是"真阴之府"，有水有火，阴以阳为主，阳以阴为根，两者之间息息相关，虽然命门有阴有阳，但"命门之气，以阳为主"。他还极力推崇许叔微补脾而不如补肾之说。

陈士铎亦指出，命门为十二经之主，有了命门之火，十二经才能得其生化之机。他说："人先生命门而后生心……心得命门而神明有主，始可以应物，肝得命门而谋虑，胆得命门而决断，胃得命门而能受纳……无不借命门之火以温养之也。"

下面对近代学者对于这个问题的看法试举一二。如王新华氏认为命门是生命的根本"动力"（真阳）与生命的根本"物质"（真阴）。命门实为肾阳或真阳之别名，命门对全身各脏器发挥正常功能起动力作用，而命门之火是通过三焦发挥作用的，引王叔和"三焦与命门互为表里"，李时珍"三焦即命门之用"（《奇经八脉考》）等论为证。此外，他还强调两点：一是真阳与真阴的相互关系，因为二者是阴阳互根，水火既济；二是先后天的相互关系，认为在强调先天之本是肾阳肾阴的重要性时，不能忽略后天脾胃的滋养作用，应该以全面的观点来理解脾与肾在人体中的重要作用。王氏在真阳真阴这一点上的看法源于张景岳，而在先后天关系上的看法较张景岳全面。徐辉光在列举历代文献对命门学说的记载后，认为命门的作用和肾气是相同的，命门与肾是一个整体，肾脏包含肾阴、肾阳两方面的功能，肾阴属水，即是真阴，肾阳属火，即是真阳，亦是命门。命门的作用是火的作用，也就是阳气的作用。其还认为古人有左肾右命门之分，在理论上有命门与肾是二物之争，但在临床实践上意义不大。他亦着重指出，在治疗肾虚时应注意到阴阳互根，肾阴虚或肾阳虚只是相对的，而不是绝对的。

（三）体会

古今医家对命门学说的相关论述极多，以上只是举述一二。统而言之，命门学说确实是一个具有重要意义的问题，命门的解剖位置虽然众说不一，但正如徐氏所说的"脏象学说能在临床上起指导作用，绝不在于它的解剖学知识，而主要是由于它具有临床实践的基础"。根据古人的论述，比较接近的看法是命门处于肾的附近，至于在两肾之间，还是附着于肾的某一部位，就无法断定了。命门学说真正具有意义的是提出了命门的生理功能：它"藏精""系脑"，是"先天"的，促进人的生长；它主宰人体各脏腑的一切机能活动，是一种动力，是"火"力。

从不少迹象来看，命门学说与现代医学内分泌学说的某些部分有类似之处。在人体的内分泌腺中，位于肾脏附近的是肾上腺，它紧接着肾的上端，肾上腺虽然与肾紧接在一起，但与肾脏有着截然不同的功用。肾是排尿器官，而肾上腺却是一对内分泌的腺体，肾上腺的髓质部分分泌肾上腺素，有强烈的升高血压的作用，它的皮质部分分泌皮质激素，这种激素是维持人体生命所必需的，如果完全切除动物的两侧肾上腺，动物平均只能活10天。假如肾上腺皮质机能减退，机体所出现的症象是全身一切机能减退，主要表现为体温降低、血压下降、食欲不振、肌肉无力、肾功能衰竭（由于排钠失水，血液变稠）、抵抗力大大减弱（对各种有害刺激如创伤、冷、热、毒素、传染病等都极敏感）等，这些症情与命门火衰见症，显然是很接近的。近代亦有不少学者做了一些临床及实验研究，认为助阳药对于表现出"阳虚"的造型动物

（体毛不荣、反应迟钝、拱背少动、不耐冻等）有显著的作用，可使其虚态减轻或不出现，抵抗力可加强，抵御能力甚至可超过正常。他们还在临床工作中观察到垂体前叶机能减退患者在使用以助阳药为主的复方治疗后，临床症状改善，基础代谢率增高，尿中17-酮类固醇及17-羟皮质类固醇的排泄量亦增多，故而认为助阳药可能具有增强内分泌腺功能的作用。有学者通过对临床辨证属肾虚的患者进行了尿17-羟皮质类固醇测定，显示肾阳虚偏重型的患者排出量呈显著低值，并随着阳虚症状的转变而增减变化。对冷压测验，阳虚偏重者为低反应或反应反常。用中医补肾法以调整肾的阴阳偏虚（以肾阳虚为主），治疗哮喘等一系列疾病获得疗效。

以上这些实验研究和临床观察都具有一定的价值，说明肾阳与内分泌，特别是命门火与皮质激素之间，有着密切的联系，并证实了助阳药的作用。

二、临床运用

笔者在研习中医前辈及个人临床实践中，体会到结合命门学说、运用温阳补肾法在治疗某些慢性顽固性疾病中有肯定的疗效，试举例如下。

1. 慢性肾炎

秦某某，女，26岁。

患者腰痛腰酸，面浮足肿，尿黄，尿痛，反复发作已年余，10余天来自觉诸症加重，头晕心悸，面色㿠白少华，泛泛欲呕，胃纳乏味，尿少，舌淡苔白，脉细弦数。尿常规提示：蛋白+++，红细胞++，白细胞++，管型++。医曾以加减五皮五苓通阳利水、防己黄芪益气利水等治疗未见显效,纵观舌脉应为肾阳虚衰,水邪不化,不能上润,上不暖脾土,脾阳不振,运化失司,水湿泛于肌肤而为湿肿,急拟补火潜阳,温肾健脾为法治之。

鹿角片 10 g　熟附片 10 g　茯苓 10 g　法半夏 10 g
陈皮 5 g　　　直须 10 g　　虎耳草 30 g　薏苡仁 30 g
山药 20 g　　猫爪草 10 g　萹草 10 g　　生鸡内金 10 g
半枝莲 15 g　甘草 5 g

7 剂,日 1 剂,水煎服。

连服 1 周后,诸症减轻,继则以金匮肾气、济生肾气、理中汤等加减调理数月,自觉诸症全消,复查肾功能、尿常规,指标全部正常而告愈。

2. 全身变弱证

李某某,女,65 岁,教师。

患者执教数十年,积劳成疾,身体虚弱已数年,萎困乏力,胃纳乏味,少言懒动,绵绵欲睡,卧则无睡意,畏寒惧冷,四末逆冷,心悸气短。经西医各项检查未发现有实质性病变,被诊断为神经官能症,反复治疗未见减轻。而来我处就诊,其脉舌:舌淡胖嫩,苔薄白,脉细软无力。证属命火衰微,不能温养脾土,不能摄纳脾气,久则阳损及阴,拟法脾肾双补。

鹿角片 12 g　熟附片 10 g　肉桂 10 g　　直须 10 g
黄芪 20 g　　仙灵脾 10 g　补骨脂 10 g　巴戟天 10 g
熟地黄 15 g　山萸肉 10 g　山药 15 g　　紫河车 6 g
益智仁 10 g

7剂，日1剂，水煎服。

药后患者自觉诸症减轻，精神亦振，仍宗原方加减出入调治月余，诸症消失而愈。

3. 慢性肠炎

杨某，男，29岁。

患者腹泻反复已多年，每天凌晨必有1次。每天或1~2次，或2~3次，头晕乏力，动则心悸气短，便时少腹隐痛，胃纳乏味，面色少华，消瘦畏寒，舌淡苔薄，脉细无力。证属脾肾两亏，治拟温补下元为法。（五更泻）

黑附片10 g	炮姜炭10 g	肉桂10 g	煨葛根15 g
煨木香15 g	仙灵脾10 g	炒白术15 g	山药20 g
茯苓15 g	姜半夏10 g	陈皮6 g	诃子肉10 g
蜀椒5 g	老鹳草15 g	党参15 g	生鸡内金10 g
鹿角片10 g	甘草6 g		

7剂，日1剂，水煎服。

服药7剂后自觉诸症减轻，大便稍干，纳食稍香，大便次数减少，药既见效，仍宗原法加减出入，调治月余而安。

4. 慢性肝炎

刘某某，女，48岁。

患者素有慢性乙肝病史，近自觉头晕耳鸣，萎困乏力，右胁隐疼，面色㿠白，腰酸畏寒，晨起面浮足肿，大便溏薄，日行2~3次，胃纳欠佳，而汗，带下清稀，阴中冷，舌淡苔薄，脉细沉无力。证属肝郁气滞，脾肾阳虚，先后以疏肝理气、温补脾肾、行气活血等法调治。

| 柴胡10 g | 玄胡10 g | 党参15 g | 茯苓15 g |

当归 10 g　　　川芎 15 g　　　熟附片 10 g　　鹿角片 12 g
补骨脂 10 g　　桑椹子 15 g　　贯众 15 g　　　丹参 15 g
玄驹 6 g　　　　棱莪术各 10 g　仙灵脾 10 g
生鸡内金 10 g　山药 20 g　　　焦三仙各 10 g　甘草 6 g

加减出入调治数月，诸症悉除而安。

三、讨论体会

祖国医学的命门学说，是脏腑学说中比较突出的一部分，始于《黄帝内经》和《难经》，在以后的一段时间内没有被着重提出，而笼统地包括在"肾气"的概念之中，直到明代，才在赵献可、张景岳等人的阐述下重新受到重视，成为一个独立的学说，并有了很大的发展，进一步肯定了命门的藏精舍神、联系原气、内寓真火的重要作用。

从中西医有关理论来比较，可以看到命门不但在解剖学上与肾上腺的位置比较接近，而且在生理功能方面亦相类似，具有重要的内分泌功能。临床和实验动物造型都看到，肾上腺皮质功能减退症具有典型的肾阳不足、命门火衰证的特点。实际上，肾和命门的内分泌功能还可能包含了性腺和一部分脑下垂体的作用在内。

肾阳虚、命门火衰的临床辨证，主要有面白无华、神疲乏力、形寒怯冷、耳鸣耳聋、腰脊酸楚、胃纳呆钝、大便溏薄、夜尿频多、阳痿滑泄、舌白质淡、脉细软、两尺弱等。虽然临证所见不一定诸证候全有，只需抓住要点即可。笔者认为如果确系火衰，阳虚则作寒，必有形寒怯冷，火不生土，必有食呆便溏。此外，亦可抓住某些特殊见证作为辨证依据。

例如，曾见3例患者自叙骶尾关节部位固定处经常有寒冷感，入冬尤胜，考虑该处接近命门，即予服温补命门之剂而解。

在温阳补火的方药方面，不少同道推崇景岳的右归丸（饮），附桂虽偏辛烈，但运用得当，仍卓有成效。其他如肉苁蓉、巴戟天、仙灵脾、补骨脂、菟丝子、桃肉、紫石英等亦常用。此外，我们在临床应用上颇重视补火丸等硫磺制剂，考硫磺气味酸温有毒，秉纯阳之精，益命门之火，能消沉寒固冷，治腰肾久冷之疾，其作用热而不燥，临床上尤以畏寒肢凉、大便完谷不化、畏寒较甚者最为适宜，对阴阳并虚的患者，在应用补火药物的同时，需配伍滋水养阴药物，以制其偏胜而达到相辅相成的作用。

临床实践证明，中医温阳补火的治疗法则和助阳药剂在治疗一系列功能减退性、中医辨证属阳虚火衰的慢性疾病中，具有很显著的疗效。这是祖国医学通过辨证论治，抓住疾病内部的基本矛盾，异病同治的一个范例。

（郑晓辉、郭尧嘉整理）

浅谈天癸与月经

顾中欣

天癸者,天一之癸水也,是人体在出生后,经过生长发育而形成的一种特殊的生理物质。祖国医学称之为"天癸"。与现代医学的生理学观点对照,类似内分泌腺分泌的性激素。这种物质,男女两性发育至青春期均能产生,由此促进了性机能的成熟。祖国医学早在《黄帝内经》中就有详尽的记载,指出"女子……二七而天癸至""丈夫……二八肾气盛,天癸至",对于女子就可有月经按时而下,男子则有精气溢泻(排精)的生理功能,阴阳和,故能有子。然而历代医家中有人认为"天癸"就是月经,唯女子而有之,男子则无,其说是女子属阴,天癸是天一之真水,应属之。近来还有人认为"天癸至"就是排卵,故能有子,这一说法显然是错误的。《黄帝内经》早就指出"女子……二七而天癸至,任脉通,太冲脉盛,月事以时下,故有子……丈夫……二八肾气盛,天癸至,精气溢泻,阴阳和,故能有子……"对于女子,天癸与月经有何联系?对此我们有必要重新温习一下祖国医学在经典著作中的有关论述。

《素问·上古天真论》曰:"女子七岁,肾气盛,齿更发长,二七而天癸至,任脉通,太冲脉盛,月事以时下,故有子……七七任脉虚，太冲脉衰少，天癸竭，地道不通，故形坏而无子也。"该书又云："肾者主水，受五脏六腑之精而藏之。"从上述经文来理解，女子出生后，先天之肾气得后天水谷精微的不断充养而逐渐充盛，到了七岁，乳齿脱落，更换恒齿，头发也长得乌黑光泽，其义为肾主骨，齿为骨之余。肾为精血之脏，肾气既盛，故能"齿更发长"矣。到了二七之岁，肾气更加充盛，女子生理发育基本成熟，必先有"天癸"的到来，冲任二脉才得通盛，月事就会按时来潮。随着年龄的增长和生理的演变，女子到了七七之年，生理功能趋于退化状态，肾中真气随之衰少，任脉之气渐虚，冲脉失于盈满，于是天癸告竭，因而月经停止，失去了生殖能力，故无子。《素问·骨空论》云："任脉者，起于中极之下，以上毛际，循腹里，上关元……"中极之下，即胞宫之所。《灵枢·五音五味》云："冲脉、任脉皆起于胞中。"《灵枢·逆顺肥瘦》云："夫冲脉者，五脏六腑之海也，五脏六腑皆禀焉。"这些都清楚地阐明了冲任二脉皆起于胞宫之中，任脉调节诸阴经之脉气，称为诸脉之海；而五脏六腑之血水皆归于冲脉，故冲脉为五脏六腑之海，又称血海。前贤张景岳于《类经·三卷·脏象类·十三》中写道："故天癸者，言天一之阴气耳，气化为水，因名天癸。"其又云："肾气，即天癸也。"盖肾气即肾脏之阴气。女子二七，肾中真阴之气旺盛，气足则化水，这就是先天之癸水，天癸既至，精血乃旺，任脉始通，血海（冲脉）盈满，月经就得按时而下。祖国医学认为"正以女体属阴，其气应月，月以三旬而一盈，经以三旬而一至，月月如期，经常不变，故谓之月经，又谓之月信"(《景岳全书·人集·三十八卷》),是取象于月之盈亏也。马玄台曰:"经云,女子二七天癸至。天癸者,阴精也。肾属水,癸亦属水,由先天之气蓄极而生,故谓阴精为天癸也。"张景岳在临床实践中精辟地指出,月经有三本,即"胃气为冲脉之本,冲脉为月经之本,心脾为生化统摄血脉之本"。《素问·痿论》指出:"阳明者,五脏六腑之海……冲脉者,经脉之海也。"经文的论述与前贤的启发,证实了冲脉之血,是由十二经气血所聚,冲脉起于胞中,是月经之本,而脏腑之气血总由阳明水谷所化,阳明为水谷之海,也称五脏六腑之海,故胃气为冲脉之本。《素问·阴阳别论》中云:"二阳之病发心脾,有不得隐曲,女子不月。"盖心主血,脾气足则血有生化之源,而心血自充,心血旺则火能生土,脾气才得健运,统摄有权,故为生化统摄血脉之本耳。这一相互关系,是脏腑功能的互相作用,概括了人体脏腑的内在联系和相互依赖。

此外,肝肾二脏与月经的联系尤为密切。因肝藏血,主疏泄,冲脉属肝,又为血海;肾藏精,主水,肾精不足,真阴真阳之气衰少。肾阴(水)不足,则无以生木,导致肝血不足,丧失盈满之机。肾阳不足则无以生脾胃之土,则生化无源,冲脉乏本,加之肝的疏泄失常,足以影响天真之气与癸水相合,会使月经紊乱而失其常道,因而临床上有月经周期或先或后、经量有多有少以及崩漏等变端。

前贤唐容川在《血证论·经血》中写道:"天癸者,谓先天肾中之动气,化生癸水……而即输血于胞中,血之应水而下""女子之经,血中有水,故经行前后俱有水浆可验"。

其又云："天癸之水不足者……子宫干涩，经血前后均无浆水。"他在《血证论·胎气》中云："故行经也，必天癸之水，至于胞中，而后冲任之血应之，亦至胞中，于是月事乃下"。

综上所述，祖国医学对于女子天癸与月经的生理变化，早有足够的认识，详尽的记载与现代医学观点对照，颇为一致，但要早几千年。现代医学认为，人体在出生以后，生长发育至青春期，在中枢神经对丘脑下部脑垂体前叶以及卵巢功能系统的影响下，肾上腺皮质和卵巢等内分泌腺分泌性激素。这种激素，从中医观点看与"天癸"无异，标志着生殖功能开始出现，在女子则产生排卵功能，月经就能按周期来潮，可有生殖能力。卵子排出后，若得阴阳和合，便可有子。如未得合，在女性雌激素、孕激素等内分泌激素的作用下，子宫内膜即产生一系列变化而充血退膜（血海盈满），形成了月经周期的来潮。这样科学地构成了一个周期中的四个阶段，称为"月经四期"（月经期、经后期、排卵期和经前期），其中排卵期中医又将之称为"真机期"或"的候期"。然而卵子的排出，必得肾中先天之癸水，方能顺利完成，如舟之必须顺水而行也。故女子在排卵前期，必有宫颈黏液量增多及输卵管的活动性增高，促进浆液分泌（癸水）以助卵子之行。故女子在月经中期出现浆水增多，俗称"带下"。此乃无疾之带，肾中之真水耳，亦即唐容川所说的癸水"至于胞中也"。日本的栗原广三在《皇汉医药全书》中称"天癸"为"活力激素"。笔者认为所谓活力激素与内分泌激素是异名同物，颇相类似。近代有人用雌激素来调整月经周期，又证实了雌激素对月经周期具有一定的调节作用，为祖国医学的"天癸至"，月事以时下，奠定了可靠的依据，增添了丰富的内容。故有人认为"天癸至"就是月经来潮或就是月经等说法都是不符事实的误解。

（郑晓辉、李雪峰整理）

脾阴及其临床意义

顾中欣

脾阴，与脾阳相对应，二者和肝阴与肝阳、肾阴与肾阳等同义。其之所以这样分称，是从阴为体、阳为用，阴阳中又有阴阳而来，但主要是和病理上脏腑阴阳的偏颇、反映于临床上的不同证候（如脾阴虚、脾阳虚证）有关。因为在正常状况下，无从区分脏阴或脏阳的不同生理功能，人体所表现出的都是脾阴和脾阳总的功能；只有发生病变，脏腑阴阳平衡失调时，才会出现如脾阴虚或脾阳虚等的各种临床表现。

有人认为：脾体阴而用阳，胃体阳而用阴，故脾阴通胃阳，而脾阴即胃阴。诚然，脾胃同居中焦，在五行属土（脾居太阴湿土，胃居阳明燥土），故《素问·灵兰秘典论》有"脾胃者，仓廪之官，五味出焉"。这是指脾胃同主运纳水谷，转输津液，以养五脏六腑，为后天之本。由于生理上的共同点，故脾胃常相提并论。临床上也会出现脾病及胃，胃病也可关联到脾脏，因此治疗上理胃也同时理脾，健脾即健胃，脾阳统胃阳，脾阴即胃阴可能是从上述共同点而论。但是，用一分为二的观点来分析，脾胃又有其不同的一面。脾为脏而胃为腑，脏腑各具形态和功能。脏者藏精气而不泄，腑者传化物而不藏，故脾阴所包含的为藏而不泄的阴液，胃阴则包含的是脾主所行（脾为胃行其津液）濡润饮食、腐熟水谷的胃津。此外，脾主输化，主升，而胃主运纳，主降；脾主湿而胃主燥。在生理情况下，脾和胃相辅相成，相互协调而处于动态平衡；但在病理状况下，除受病的性质与部位不同外，脾胃阴阳协调关系被破坏，可以出现不同的病机证候，因此又不能把脾阴和胃阴混为一谈。

一、脾阴虚的病机证候

脾主湿而恶湿，脾阳不健，运化无权，水湿不化，固然为病；但吐泻过甚，或水肿病过用利湿逐水药，以致伤耗脾阴，亦能为病。如吴鞠通所说："湿淫固为人害，人无湿则死。"这里的两个"湿"字，前者是病理的湿（如水饮、湿浊等），后者是生理的湿（如水分、津液）。如果与脾主湿而恶湿联系起来看，则吴氏所称的"湿淫"是脾所恶，下一句"无湿"系指生理的湿，是脾所主。故若脾阴虚，水液敷布不足，能造成"湿"的不足而为病，甚或直至"无湿则死"之虞。脾阴虚，或因脾阳久虚，化谷无权，饮食衰少，不能化生精微，化源枯竭，导致脾阴虚；或因失血过多，心脾阴液俱亏等。

脾阴虚的证候，随着不同病机及兼证而不一样。一般表现为倦怠无力、口干（或不喜饮）、纳食减少（或食则腹胀）、舌干欠津（或有薄苔）、脉软弱带数等，与胃阴虚的病机证候有所不同。胃阴虚，一般都由热病伤津灼液而来，因此舌红少津、口渴、便燥、脉细数为其特点。如脾胃阴虚同时并存，则上述证候相兼并见，甚或干呕呃逆；如兼脾阳虚弱，则大便溏薄，舌淡苔薄，面色萎黄，脉软无力；如心脾阴液俱亏，则心悸，少寐，食少，倦怠，面色无华，舌淡红少津；如脾阴虚而胃阳实，则为消谷善饥，喜食多饮的中消证。如《素问·奇病论》说："此五气之溢也，名曰脾瘅，夫五味入口，藏于胃，脾为之行其精气，津液在脾，故令人口甘也。"《灵枢·五邪》云："邪在脾胃，则病肌肉痛。阳气有余，阴气不足，则热中善饥。"张隐庵注释为"脾乃阴中之至阴，胃为阳热之腑……若阳气有余，阴气不足，则热中而消谷善饥"。这显然是指脾阴不足、胃阳有余。

二、脾阴的临床意义

1. 小儿脾瘅

证有饮食所伤，脾胃虚弱，伤食则腹胀，大便积臭。脾阳既伤，输化无权，饮食衰少，化源欲枯，阳虚及阴，脾阴亦亏，胃阳独盛，能纳不能化，故虽多食，然终不能化生精微。此时如温中则助火，养胃阴则助湿，苦寒劫阳，又非所宜，故用启脾养阴，滋其化源，兼清郁火，滋而不腻，不伤脾阳，待脾阴得复，再以继运益气收功。

2. 虚劳

证有心脾素亏，加以劳心思虑，心肾不济，虚火扰动，灼伤脾阴。盖脾阴受灼，则气化源泉枯乏，故倦怠无力。脾为胃行其津液，阴液耗伤则口干，食欲减少，故以养脾阴法为主，滋其化源，纳食得加，乃可承养他脏。

3. 疰夏

火证暑热伤及脾阴，故以甘淡养脾，芳香醒脾，奏效其捷。

养脾阴法的临床运用远远不限于上述例子，如消渴、泄泻等病之脾虚者，亦无不适用，所谓有是证则用是药，这是中医证治的特点。不过从所举病例来看，均得应用养脾阴之法，或为主治，或为权宜，多能取得一定疗效，足见养脾阴法不可偏废，如能应用得当，对指导临床具有实际意义。

虽然脾阴虚、胃阴虚并不完全相同，但由于脾、胃在生理、病理上的共同性，临床上仍以脾胃阴俱虚为多见。故养脾药如扁豆、石斛、山药、莲子肉、冬瓜、玉竹、胡麻仁（润燥）等，成方如玉泉丸（《沈氏尊生书》）、地黄饮子等；养胃阴药如沙参、麦冬、葛根、生地黄、梨汁、蔗浆、冰糖等，成方如养胃汤、增液汤等，在临床上每多互用，并无明显界限。但如有下列情况，亦有所区别：① 脾虚胃实的中消证，针对病机之属脾阴虚，胃阳亢者，先祖经验，每用参、芪、生地黄、山药、生牡蛎、麦冬、瓜蒌、知母、黄连、苦参等药；② 脾胃阴俱虚，但在脾阳受损的情况下，过用滋养胃阴，恐抑脾阳；③ 湿温后期，余邪未清，恣极甘寒益胃，虑其助湿为患；④ 脾阴脾阳俱虚，温补脾阳，须防燥烈伤阴，宜参合顾养脾阴，正如喻嘉言所说"土虽喜燥，然太燥则草木枯槁……是以补脾滋肾之剂，务在燥湿得宜，随证加减焉耳"。

此外，大吐大泻后的阴液顿伤，一般认为是全身的阴液，但个人认为仍以脾阴伤伐为主。因为水谷津液下泄而泻出体外，吐出胃中之津液，亦脾所行，故吐泻之症急需顾全脾阴。然此症阳越阴泄，在"阴难急复，阳当速固"理论的指导下，仍以固阳为急务。待阳气来复，即宜兼顾阴液的补充，否则，也就无从理解患者口渴喜饮的缘由，甚或限制水分的摄入。余遵王孟英之法，除服药外，每嘱患者以冬瓜汤代茶。冬瓜汤即鲜冬瓜水煮清汤，源出王氏《霍乱论》（后重订改名为《随息居重订霍乱论》），唯未注明有无加盐。查冬瓜为清暑补脾之妙品，余每嘱加盐少许煮汤，任意频饮，用于一般吐泻夺液，颇具实用价值（如失水较重，应结合西医的输液抢救）。若治疗时只顾阴液，不顾脾阳，脾阳不振，子盗母气，心阳亦亏，每致全身无力，腹部饱胀如鼓（与现代医学所称的缺钾症颇像），应于用药中加桂、附理中，每收预期疗效，足见阴阳之贵乎平衡，片面纠正，反能贻害，必须全面乃至万全。

（李雪峰、郑晓辉整理）

脾为后天之本的临床意义

顾中欣

祖国医学有"肾为先天之本，脾为后天之本"之说，先天之本离不开后天之本不断地资助与充实。脾为后天之本主要指后天水谷精微，是依靠脾胃功能吸收、消化并输送到人体各部位、各脏腑、各组织器官及四肢百骸、筋骨、皮毛，维持着人体生命活动。因此人体的盛衰及生长发育，与脾的后天之本密切相关。在临床上多重视脾胃调养和饮食的调理，在治疗时多注重脾，能使疾病转愈快、预后良好。如脾主运化水谷精微，而水谷精微是气血生化的物质基础，故有"脾为气血生化之源"之称。历代医家又有重视脾胃的宗旨，如有"脾胃为后天之本"之称，"有胃气则生，无胃气则死"和"脾胃虚则五脏俱虚"之论。可见脾胃在人体生命中，具有极其重要的意义。

抓住脾为后天之本的特点，把握住人体的本质是一种治疗多种疾病的有效方法。其中脾胃本位居中焦，为气机升降之枢纽。在临床上可见很多疾病都会导致脾胃功能的障碍，脾胃功能的障碍又可导致许多其他疾病的发生。金元时期李东垣提出"脾胃内伤，百病由生"之论点，并在《脾胃论》中论述脾胃的生理、病理及治疗方法，其中所创，以补中益气汤为例。补中益气汤补益后天之气，适用于脾胃，具有补中益气、健脾和胃、升清降浊、调理气机之功，似一把打开脾胃功能之锁的钥匙，是治疗后天之本的有效方药。补中益气汤健脾益气，具有提举之功，能使内脏下垂疾病得到改善，又能升清阳走九窍。如在临床实践中，采用补中益气汤治疗脾肺气虚、中气不足、短气懒言之病证，以及治疗中气不足、清阳下陷所致久泻、久痢、脱肛、子宫下垂、久崩等病证确有良好的疗效。在补中益气汤的基础上加减，治疗气血亏虚所致的头痛、头晕及耳聋、耳鸣、眠疾、鼻渊等亦有很好的疗效。李东垣有"九窍者，五脏主之，五脏皆得胃气，乃能通利"及"脾胃虚则九窍不通"之说。根据脾胃具有通利九窍之意，笔者曾运用补中益气汤加减治疗咳嗽、带下、月经不调等多种疾病，有较好的疗效。咳嗽、呕恶亦均与脾胃之气机有关。还有甘温除大热法，犹是采用补中益气汤甘温之剂，治疗脾胃虚弱、气血虚损所致的大热而显功。临床体会，采用益脾法对治疗其他各种慢性疾病均有一定的疗效，有道是"万物从土而生，亦从土而归"。

注意后天调养，后天调养重在脾胃。由于脾胃相表里，以经络相联系，临床上都以脾胃相提并论，李东垣说："脾胃不和，百病乃生。"在临床上多注意脾胃及饮食的调养，有利于加快疾病转愈与身体更好地康复。否则，如饮食不足或不周，就会导致人体所需的精微物质缺乏而引起多种疾病；如饮食不洁和不节，即食用不干净的食物及暴饮暴食而伤身，导致脾胃损伤、功能障碍而引起全身其他疾病。病从口入切勿大意，如过食肥甘厚味而生热、生湿、生痰。后天物质的缺乏，常见于人体蛋白质缺乏导致抵抗力低下而患感染，为后天性体虚。此外，如不注重后天饮食与脾胃功能的调理，临床常可见维生素 B_{12} 缺乏致贫血、维生素 C 缺乏致坏血病、缺钙致软骨病、缺碘致甲状腺肿大等。又有饮食直接伤害脾胃者，引起脾胃功能不和而出现恶心呕吐、腹痛腹泻等病证。因此治疗疾病时又宜注意其饮食禁忌。如麻疹初起忌油腻酸涩，以助疹透发；经期和产后恶露未尽忌雄鸡、鲤鱼及辛燥之品，以防伤阴燥血；疔证忌牛肉；脾胃虚弱、发热、急病证忌肥甘厚味；水肿宜低盐饮食；大病后宜清淡饮食；等等。综上所述，饮食宜忌对提醒人们注意后天脾胃的调理、防生其他疾患，即在防病治病上也有一定的启迪。

脾为后天之本，其临床意义深远，运用广泛。人有脾胃元气，机体才会有生机。脾（胃）为后天之本，充盛与否，将对防病治病、延年益寿都起着决定性的重要作用。

（郑晓辉、郭尧嘉整理）

胃脘痛病机证治的探讨

顾中欣

胃脘痛是指在胃脘至剑突处——心窝部位的疼痛,包括现代医学的"胃神经官能症""消化性溃疡""急慢性胃炎"等疾病在内。兹就有关本病病机证治的几个问题,谈谈个人肤浅的体会。

一、发病机制的探讨

胃病的发生原因大致分为两个方面:一为长期精神抑郁、忧思不遂,日积月累,以致肝郁气滞,影响脾胃运化功能而致;二为纵恣口腹,喜食辛酸,或过食生冷,或嗜饮无度,以致脾胃气滞,影响肝木疏泄之性而致。故胃痛的发作,不外精神与饮食两大致病因素,而其病机,则主要在于肝(胆)、脾(胃)的功能失调。从五行生克来讲,也就是"木"与"土"的相互制约,失去了正常的平衡。

脾胃属土,木能克土,但木有甲乙之分,土有阴阳之别,故在分析胃痛病机时,又须掌握两种不同的情况:一是胆木上逆,胃失和降而成"土逆木横"之候;二是肝木郁陷,脾失升举而成"土虚木乘"之候。前者多由精神因素所致,后者多由饮食因素所致。

正因胃痛之产生，乃是土逆木横或土虚木乘的结果，故可相继出现肝胆郁热化火，肝气滞甚至血瘀，或脾虚而停痰积聚，胃弱而食滞不消等种种病机。这些均由肝脾失调而来。由此可见，肝脾气滞是根本，而郁热、血瘀、痰饮、食滞则是其标。古人虽有"气、血、冷、火、痰、食、虫、悸、疰"等九种病因分类之说，如能标本求源，自可挈其要领。今将胃痛发病机制的演变情况，归纳如下（图1-1）。

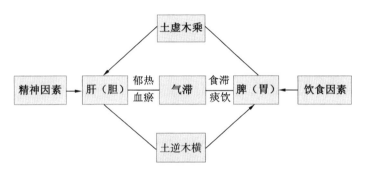

图1-1　胃痛发病机制的演变情况

二、分型论治问题

胃脘痛的主症是痛，故临床辨证，首先应从疼痛的特殊表现分别寒、热、虚、实四纲，而尤以虚实辨证为要。如《景岳全书·二十五卷·心腹痛》中谓："辨之之法，但当察其可按者为虚，拒按者为实；久痛者多虚，暴痛者多实；得食稍可者为虚，胀满畏食者为实；痛徐而缓，莫得其处者多虚，痛剧而坚，一定不移者为实。"这是辨证的原则，而在临床上的实际运用，还需要结合病因病机，分型论治，方能全面掌握。兹以常见的几种证型的辨证论治，讨论如下。

1. 胆木克胃

病机：胆木上逆，胃失和降。

证候：脘痛拒按，呕吐苦酸，心中痛热，气上撞心，不饥，不寐，便秘。苔薄腻黄，脉弦滑。

治法：泄木和胃。

方药：黄连温胆汤加减。川连6g，吴茱萸3g，法半夏10g，枳壳实各10g，金铃子10g，炒白芍10g，茯苓15g，竹茹6g，地龙10g。

2. 肝木克脾

病机：肝木郁陷，脾失升举。

证候：脘痛无定时，嗳气频频，间或吞酸，腹胀纳呆，大便溏结不调，或有寒热。苔薄白而腻，脉弦濡。

治法：培土泄木。

方药：逍遥散加减。柴胡10g，当归10g，炒白芍6g，炒白术10g，茯苓12g，陈皮6g，吴茱萸3g，高良姜6g，甘草3g。

如腹胀较甚，大便溏泄，则用香砂六君子汤加吴茱萸及炒白芍。

按语：胆木克胃及肝木克脾，是胃痛最常见的两种证型，在临床上统称为"肝胃不和"或"肝胃气痛"。但胆木克胃乃"土逆木横"之候，必见呕吐、苦酸之症，其治疗应从苦辛开泄之法，忌用疏木上升之品；而肝木克脾乃是"土虚木乘"之候，必见腹胀纳呆之症，治疗应从健脾疏木着手，苦泄之剂，则非所宜。此为胃痛初起，在辨证用药方面必须首先注意的问题。

3. 肝胆郁热

病机：肝郁气滞，蕴热化火。

证候：胃痛持续不已，食入更甚，口苦而干，渴喜冷饮，吐酸，便秘，尿黄。舌红苔黄，脉弦数。

治法：泻热解郁。

方药：化肝煎合金铃子散加减。金铃子 10 g，延胡索 10 g，生白芍 10 g，青皮 6 g，山栀 6 g，丹皮 6 g，陈皮 6 g，浙贝母 10 g，决明子 10 g，吴茱萸 3 g，川连 6 g。

按语：肝胆郁热，是胃病病程较长时出现的一种病证。多源于素有内热，气郁化火，或是胆木克胃之证，恣用辛燥，以致蕴热化火。一见此证，急需清热解郁，切忌辛燥香窜之品，以免助热伤阴。如果郁热伤阴往往缠绵难愈。其证脘痛嘈杂，得食稍缓，虚烦而躁，口干唇红，舌多红绛而无苔，脉多弦细而数或虚弦而大，则实火转为虚热，又需滋液润燥、疏气解郁之法，可以魏氏一贯煎为主方。其中川连不可去，并加石斛、柏子仁、绿萼梅等，收效甚佳。

4. 脾胃虚寒

病机：中土阳虚，湿留陷木。

证候：脘痛悠悠，喜热喜按，饥时而发，得食稍缓，嗳呕清水，怯冷便溏。苔白而润，舌质淡，脉濡或沉细无力。

治法：温中祛寒。

方药：附子理中汤加减。党参 15 g，炒白术 10 g，炮姜 6 g，炒白芍 10 g，肉桂 5 g（后下），吴茱萸 3 g，砂仁 3 g（后下），熟附片 10 g。

按语：脾胃虚寒的证型，多见于慢性胃痛，迁延日久的疾患。此证胃痛绵绵，喜热喜按，怯冷便溏，是其主症。发病之时，可用温中祛寒之法，以缓其急，痛定之后，则宜健运脾阳，温养中焦，可用黄芪建中汤随证加减。辛热之药，即不宜用，苦寒之剂，更在禁例。若"脾土木贼"而无寒象，其证饥则满痛，饱则胀痛，嗳气频频，惊悸不寐，脉象虚弦，舌质淡白者，则以归脾汤或丁甘仁妙香散加减。

5. 瘀凝胃络

病机：肝气郁滞，久而成瘀。

证候：胃痛偏于一处，固定不移，痛在午后为甚，黄昏更剧。大便色黑而利。苔薄而润，舌质紫，或有瘀斑，脉弦细而涩。

治法：祛瘀活血。

方药：桃红四物汤合手拈散加减。当归 10 g，川芎 10 g，桃仁 6 g，红花 5 g，延胡索 10 g，失笑散 10 g（包煎），炒赤芍 10 g，乳没各 5 g，制香附 10 g。

按语：古人曾有"肝胃气痛，久则瘀积，凝于胃络"之说，故瘀痛之证，多源于肝胃不和，长期迁延不愈，误治失治后逐渐发展而来。此种证型的出现，病史必久，其痛如刺，部位固定，夜间痛势尤甚。其治疗当祛瘀活血，稍佐理气通络之品。专理其气，则必无显效。而在临床上更需结合其他证型，灵活施治，如兼郁热者，则与清热解郁之法相伍；兼虚寒者，则与温中祛寒之法相伍，圆机活法，全在于掌握和运用。

6. 饮留中焦

病机：中焦停饮，土反陷木。

证候：脘痛不甚，胸痞纳呆，呕吐清涎，脘下辘辘有声。苔白腻，脉弦濡或沉弦。

治法：温中蠲饮。

方药：小半夏加茯苓汤或《外台》茯苓饮加减。茯苓15 g，法半夏10 g，干姜3 g，陈皮6 g，生枳壳6 g，炒白术10 g，砂仁3 g（后下），甘草3 g。

按语：此种胃痛，多为过食生冷或嗜饮无度等饮食因素所引起。病机表现为寒湿伤阻，水饮停聚，其证以胸闷纳呆，脘下有振水声，或辘辘之声为主症。治疗当以温中蠲饮为治法。但饮之所生，乃由中虚所致，沈明宗所谓"脾虚不与胃行津液，水蓄为饮"是也。故而在蠲饮的同时，首先必须注意健运中气。个人临床体会：中虚停饮的胃痛治法，不可妄用逐饮之剂，而以补中益气、蠲饮降逆之法最为合适。《外台》茯苓饮随证加减，确有佳效，但王道无近功耳。

以上所述，乃胃痛的常见证型，临床上既可单独出现，亦可合并出现，更可相互转化。例如，胆木克胃，最易转为肝胆郁热；肝木克脾，最易转为脾胃虚寒；瘀凝胃络往往与郁热并见；饮留中焦往往与虚寒并见；更有脾胃虚寒与肝胆郁热两型混见，形成寒热错杂之候，诸如此类，尤需慎思明辨，知权达变，既有原则，又要灵活，方能真正掌握辨证论治的精神实质。

除此以外，胃痛门中，尚有"食痛"与"虫痛"两种证型，但伤食作痛与虫积作痛，并不限于中脘部位，其他证型，亦有特殊证候，已经成为独立的疾病，故不再列入胃痛证治范围加以讨论。

三、临证中的点滴体会

辨证论治，是祖国医学治疗一切疾病的基本原则，也是中医理论在临床上的具体运用。辨证论治是根据整个机体疾病状态的具体反应，通过四诊八纲的归纳分析，从阴阳消长，五行生克制化的规律中，"审证求因"，"审因论治"。个人认为，中医临床的疗效，决定于精确的辨证，既可"同病异治"，也可"异病同治"，故所重在"证"而不在"病"。胃痛一证，当然也不例外，它在中医体系中，只是个病名，包括西医所称的"胃神经官能症""消化性溃疡""急慢性胃炎"等病在内，但其治则的制订，却不能越出辨证的范畴，兹举 2 例以证明。

钱某某，男，41 岁。患者胃痛已反复 3 年，渐发渐重，久治不效。先后在市人民医院、化纤医院行胃镜检查，均未发现任何实质性病变。诊为"胃神经官能症"。现求治我处，脘痛频发，其痛如绞，入夜尤甚，甚则呕吐出汗，不能自持，舌有紫气，苔薄，脉弦细而涩。辨证当属瘀痛之证。治疗当祛瘀活血、理气止痛。拟方：当归 10 g、桃仁 10 g、红花 10 g、丹参 20 g、延胡索 15 g、制香附 6 g、郁金 15 g、莪术 10 g、三七 9 g、徐长卿 15 g、乌药 10 g、百合 20 g、甘草 5 g。服后脘痛大减，后调服 10 余剂而收功。

张某某，男，46 岁。患者胃痛反复 10 余年，时发时止，曾在苏北人民医院查胃镜示十二指肠球部溃疡。观其脉证，与上例钱某某相同，且曾有呕血、黑便病史，瘀凝胃络已无异议，亦予上法出入为方。加减共调理月余而愈，复查胃镜示溃疡已愈。

上述 2 例在中医辨证上均属于"瘀凝胃络"之证,故用同一治法,均获佳效。从现代医学诊断角度来讲,二者是 2 个不同的疾病,是"异病同治";从中医辨证的角度来说是"同证同治"。

通过以上 2 个病例,可以反映中医辨证论治在临床上的重要意义,从而启发中西医结合的研究方向,需从祖国医学有关病因、病机、论治分型等问题着手,运用科学方法阐述辨证论治的规律。如上述"瘀痛"2 例,经过现代医学诊断证明,一为"胃神经官能症",一为"消化性溃疡",两者基本不同,而中医辨证同属"瘀痛"的范畴,同施祛瘀活血之法,均获疗效。若概以胃神经官能性疾病,在治疗上只需"调气疏肝",消化性溃疡系局部性创伤,在治疗上必须"修补护膜",这就脱离了辨证论治的轨道,其疗效就必不能令人满意。

(严华、郑晓辉、郭尧嘉整理)

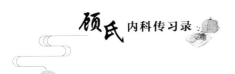

胃脘痛的辨证论治

顾中欣

胃脘痛病系因其痛发于胃脘部而定名。《灵枢·经脉》即有记载:"脾足太阴之脉,起于大趾之端……是动则病舌本强,食则呕,胃脘痛,腹胀,善噫。"因其疼痛部位与心脏相近,因而古代医家又将其与心痛混为一谈,称之曰"心痛"。明代医家虞抟做了清楚的说明:"胃之上口,名曰贲门,贲门与心相连,故经所谓胃脘当心而痛,今俗呼为心痛者。"张景岳又云:"此即胃脘痛也,《内经》曰胃脘当心而痛者即此。时人以此为心痛,不知心不可痛也,若病真心痛者,必手足冷至节,爪甲青,旦发夕死,夕发旦死,不可治也……宜详察而治之。"所以,我们对胃脘痛要有明确的概念,与心痛不能混为一谈。

胃为水谷之海,出入之要道,因此引起胃脘痛的原因较多。朱丹溪云:"心痛即胃脘痛。"《医学正传·胃脘痛》曰:"古方九种心痛……详其所由,皆在胃脘,而实不在于心也。"

一、病因病机

胃脘痛的病因主要有两方面。

1. 情志因素

肝主疏泄，性喜条达而恶抑郁，性情急躁之人，忧思恼怒，情志失调，使肝气郁结，横逆犯胃，胃气失和，肝胃气滞，发生胃脘疼痛。《医学正传·胃脘痛》曰："未有不由清痰食积郁于中、七情九气触于内之所致焉，是以清阳不升，浊阴不降，而肝木之邪得以乘机侵侮而为病矣。"这说明阴阳升降失调，肝木侵犯胃土，因而发为疼痛。气郁日久，生热化火，火热犯胃，灼伤胃络，引起胃痛。气能行血，肝胃气滞，气滞血瘀，瘀阻胃络，或胃痛日久不愈，久痛入络，胃络不通，不通则痛。《景岳全书·二十五卷·心腹痛》曰："胃脘痛证，多有因食、因寒、因气不顺者，然因食因寒，亦无不皆关于气。盖食停则气滞，寒留则气凝。"陈修园云："痛不通，气血壅（痛则不通，气血壅滞也）；通不痛，调和奉（通则不痛，气血调和也）"。可见气血壅滞不通，是胃脘痛的重要病机。

2. 饮食因素

胃主受纳，腐熟水谷，素禀不足，脾胃阳虚，或过食生冷，损伤胃阳，阴寒内生，发为胃痛；或饮食不洁，或食用不易消化的食物，或过食辛辣，醇酒厚味，损伤胃络，皆可引起胃痛。此外寒邪也是引发胃痛的重要因素。

二、辨证论治

胃脘痛是指胃脘部（剑突下到脐上）疼痛日久，反复发作，时轻时重，迁延不愈，或素有胃痛，由情志、饮食、寒邪等因素诱发或加重。此病病程长，病情复杂，治疗起来比较困难。对于胃痛的治疗，根据笔者多年的临证经验和引起胃痛的主要原因是情志因素、饮食失调，以及胃的生理特点和脏腑之间的相互关系，即胃为多气多血之腑，胃主受纳，肝主疏泄，肝气极易犯胃等，胃痛辨证首重气血，也就是说在治疗胃痛时首先辨别是气滞、血瘀，还是气滞与血瘀共存，是虚寒还是郁热，另外也有寒热郁结胃脘，气机阻滞而疼痛者；或素体阴虚，或胃痛日久，郁热伤阴，或过食辛辣，或肝胃郁热，灼伤胃阴，胃络失养，发为阴虚胃痛。此外，进行胃痛辨证论治时还应结合胃痛的时间、性质、疼痛的程度、缓解措施、牵涉区域、患者的喜恶、嗳腐吞酸以及有无黑便等情况进行分析（胃镜的诊断更有一定的参考价值）。这些对于我们辨别胃痛的性质和指导临证用药均有重要的价值。

早年任继然老先生对胃痛的辨证提出了四因：① 正邪相争。《三因极一病证方论·卷之九·九痛叙论》云："若十二经络外感六淫，则其气闭塞，郁于中焦，气与邪争，发为疼痛。"这说明正气与外邪搏斗的过程中，中焦闭塞而发为疼痛。② 肝木侮土。《医学正传·胃脘痛》曰："未有不由清痰食积郁于中、七情九气触于内之所致焉，是以清阳不升，浊阴不降，而肝木之邪得以乘机侵侮而为病矣。"这说明阴阳升降失调，肝木侵犯胃土，因而发为疼痛。③ 气血壅滞。《景岳全书·二十五卷·心腹痛》云："胃脘痛证，多有因食、因寒、因气不顺者，然因食因寒，亦无不皆关于气。盖食停则气滞，寒留则气凝。"陈修园云："痛不通，气血壅（痛则不通，气血壅滞也）；通不痛，调和奉（通则不痛，气血调和也）"。可见气血壅滞不通，是胃脘痛的重要病机。

④ 中阳不健。由于患者体质的因素，亦即本身脾胃虚弱，中阳不健，以致中州运化失职，脾胃升降失调，各种内外致病因素，如气、血、痰、食、虫诸积皆可发为疼痛。胃脘痛的出现主要是消化系统疾病的反映，而这些消化系统疾病中，又以溃疡病、胃炎、寄生虫病较为多见。这些疾病所引起的胃脘痛，其发病机制复杂。我们必须进一步探讨胃脘痛发生的病机，治病必求于本，这是临床最重要的原则。

三、常见证治方法

1. 肝胃不和

胃脘胀痛，牵引两胁，嗳气泛酸，噫气或矢气后稍缓，胀痛稍减。胀痛每因情绪变化而加重。舌苔薄红，脉弦。

治法：疏肝降气，和胃止痛。

方药：四逆散合小陷胸汤加减。柴胡 15 g，白芍 15 g，枳实 15 g，瓜蒌 15 g，半夏 15 g，黄连 6 g，吴茱萸 3 g，甘草 6 g。若气郁化火，症见胃胀灼热疼痛，心烦易怒，口干苦，舌质红，脉弦数，上方去半夏，加栀子 15 g，丹皮 12 g，石斛 10 g。

2. 血瘀气滞

胃痛日久，胃脘胀痛，痛处固定不移，痛如针刺，疼痛拒按，食则痛剧，或有吐血黑便，口干不欲饮，舌质黯红，或有瘀斑，脉细涩。

治法：化瘀理气，通络止痛。

方药：膈下逐瘀汤加减。五灵脂 10 g，当归 9 g，川芎 10 g，桃仁 9 g，丹皮 9 g，赤芍 15 g，乌药 10 g，延胡索

15 g，丹参 30 g，红花 9 g，香附 6 g，枳壳 15 g，乌贼骨 20 g，蒲公英 30 g。

3. 脾胃虚寒

胃中隐痛，喜温喜按，饮食量少，食后胃脘作胀，或泛吐清水，肢倦乏力，四肢不温，大便溏泄，舌质淡，苔薄白，脉细缓无力。

治法：益气温胃，散寒止痛。

方药：香砂六君子汤加黄芪、桂枝、白芍。党参 15 g，白术 15 g，茯苓 15 g，半夏 12 g，陈皮 12 g，木香 12 g，砂仁 10 g（后下），炙甘草 10 g，黄芪 30 g，桂枝 15 g，白芍 20 g。

4. 寒热互结

胃脘胀满疼痛，经久不愈，恶心欲吐，口干口苦，苔白或黄腻，脉弦数。

治法：平调寒热，行气止痛。

方药：半夏泻心汤加枳壳、玄胡。半夏 12 g，黄芩 12 g，黄连 10 g，干姜 10 g，党参 15 g，大枣 15 g，炙甘草 10 g，枳壳 15 g，玄胡 15 g。

5. 胃阴亏虚

胃痛日久，疼痛不剧，烦热似饥，口燥咽干，大便干结，舌红少苔，脉细数。

治法：滋阴清热，益胃止痛。

方药：一贯煎合百合汤加减。北沙参 20 g，麦冬 15 g，生地黄 20 g，当归 10 g，枸杞 12 g，金铃子 15 g，百合 30 g，玄胡 15 g。

6. 寒邪客胃

胃痛暴作，胃中冷痛，恶寒喜温，得热痛减，口或不渴，或有恶寒头痛，舌苔白，脉浮紧。

治法：温胃散寒止痛。

方药：良附丸加紫苏、陈皮、木香。高良姜 20 g，香附 20 g，紫苏 15 g，陈皮 6 g，木香 15 g。

以上各证均可为寒邪或饮食诱发，治疗以各型基础方为主加减。如寒邪诱发合良附丸，若为饮食诱发则合保和丸。

以上是笔者对胃脘痛的一个粗浅的治疗思路，对胃脘痛的辨证治疗有执简驭繁的作用。这思路有理论依据，又突出重点，对临床有较好的指导意义。但必须注意的是，临床是复杂的，有时能数因合而发病，其症状错综复杂，这就要我们细察详辨，抓住重点且兼顾其他，切不能顾此失彼。

最后应该注意的是，对胃痛的治疗，不能只重视药物治疗。因为情志因素，饮食过量，食用不易消化的食物和过食辛辣、醇酒、厚味，或过食生冷，或感受寒邪，既是引起胃痛的致病因素，又是诱发胃痛的直接因素，因此在治疗用药时，要嘱咐患者，密切配合，注意情志、饮食、避寒，避免对胃的不良刺激才有助于胃痛的痊愈，减少复发的机会。也就是说胃病是三分治、七分养。

（郑晓辉、严华整理）

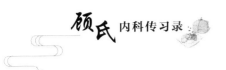

略谈胆胃综合征

顾中欣

胃者,腑也,居膈下,上接食管,下连小肠,主受纳、腐熟水谷,故又称胃为"水谷之海"。饮食入胃,经胃的腐熟、消化和脾的运化精微,奉养全身。《素问·平人气象论》曰:"人以水谷为本。"这就是说,人的正常生长发育,以致人体的五脏六腑、四肢筋骨、肌肤皮毛、脉络的正常功能的发挥,全依赖水谷精微的供给和滋养。而水谷的腐熟消化、运化输布又必须依赖脾胃共同完成。所以脾胃又合称为"后天之本"。祖国医学还把脾胃的这种功能概称为"胃气"或"中气"。故此,《中藏经·论胃虚实寒热生死逆顺之法第二十七》曰:"胃气壮,五脏六腑皆壮也。"《素问·平人气象论》也云:"人绝水谷则死,脉无胃气亦死。"可见"水谷"及"胃气"对人体生命的重要性。后代医家还把有无"胃气"作为判断疾病的轻重、预后和确立治疗原则的重要依据。

胆者,亦为"六腑"之一,且不接受水谷和糟粕,故又归属于"奇恒之腑"。胆附于肝,与肝互为表里,常受肝之余气贮存"精汁",故《灵枢·本输》称胆为"中精之腑"。精汁亦即胆汁,来源于肝,随肝气疏泄下行,参与消化食物,特别是肥厚、脂类食物，更有赖于胆汁的消化，故胆胃同是消化系统的重要器官。

胆胃疾病的发生，不仅与自身的功能失常有关，还与肝、脾两脏的功能失调有着密切的关系。肝与胆，脾与胃，它们一脏一腑，一阳一阴，互为表里，共同完成疏泄胆汁、腐熟运化和升华精微的全过程，因此同为消化系统的重要组成部分。

肝为刚脏，其性刚烈，喜疏泄条达而恶抑郁，肝之疏泄功能每受七情、情志的影响，胆附于肝，胆中精汁受肝之余气疏泄下行。情志的变化同样是影响胆汁排泄下行的重要因素。因此喜怒无常、情志抑郁是引起胆病的重要原因。

脾胃共同完成腐熟水谷、运化水谷精微和水液的全过程。因此，脾胃疾病主要来源于水谷失宜。饮食的失调、失节，酗酒，过食生冷，过进辛热及滋腻肥厚的食物，均可导致脾胃功能失常而致病。

若肝气抑郁不舒，久则化火影响胆汁疏泄下行，亦可导致脾胃疾病。如清代名医叶天士所说："因悒郁动肝致病，久则延及脾胃中伤。"叶氏亦在《未刻本叶氏医案》中云："木火郁而不泄，阳明无有不受其伐。"这进一步说明肝病抑郁对阳明胃的病变影响。

然而随着人们生活起居、饮食条件的变化，高营养、精细、滋腻肥厚食品比例相应增多，使消化系统各脏腑负担增加。近年来，胆胃疾病发病率有所增高，有单一胃或胆发病，亦有胆胃同时发病的。胆胃疾病会在临床上表现为右上腹剧烈疼痛或胀痛、隐痛，有时向胸背部放射，食入则甚，或发热或无发热，口苦嗳气，厌食油腻，纳谷不佳，舌质偏红，苔薄白，脉弦细等症。其病情往往与情志变化有关。经 B 超检查，胆囊和胃确都有炎性改变者，称为胆胃综合征。

胆胃综合征是胆囊、胃合病而产生的一系列较复杂的病变形式，是消化系统较常见的多发病之一。胆者属木，喜清疏条达；胃者属土，喜温和健运。古云："腑者以通为用""痛则不通，不通则痛"。治疗上应以气机通畅为第一要义，既要清疏肝胆以保其疏泄条达，又要温运脾胃以复其健运之能，更要调其气机使升降有序。只有几者兼顾，升降并用，温清共佐才能收到较好的治疗效果。正如叶天士所云："泄木安中，令其升降自如，则木不为之曲直矣。"可选用金铃旋覆四逆汤为治疗本证的基本方，再随证加减运用。

胆胃综合征似属西医病名，归属于祖国医学"心下痛""胃脘痛""胁痛"等范畴，是比较复杂的病理变化过程。以金铃旋覆四逆汤治疗本证，只是胆胃综合征治疗之一斑。不可以此一方包罗治疗，临床必须根据症状变化，运用辨证施治方法。随证加减方能药中病机，效若桴鼓。

肝胃不和，症见胸胁、乳房、少腹胀痛，胃脘攻撑作痛，急躁易怒，泛吐酸水，嘈杂，纳呆，呃逆嗳气，舌质红，苔薄黄，脉弦略数。此为肝气郁结，胃失和降。治拟疏肝理气，和胃降逆，方用柴平汤加减。柴平汤又名柴平煎，出自《景岳全书》，由小柴胡汤合平胃散组合而成。小柴胡汤主治"往来寒热，胸胁苦满，默默不欲饮食，心烦喜呕，口苦咽干目眩，舌苔薄白，脉弦"。(《方剂学》，中国中医药出版社有限公司，2021 年) 小柴胡汤在伤寒热病中是清热剂，在六经病中为和解剂，在治疗各科杂病中又是利气解郁剂，所以在临床上运用范围较为广泛，而疗效也可靠。平胃散燥湿运脾，行气和胃，常可加少量黄连，辛开苦降，与半夏泻心汤异曲同工。两方合用可疏肝之郁，宣胃之滞，有恢复枢纽升降之功。

（严华、郑晓辉整理。本讲稿来自浙江叶亭梅发表在《中国当代中医论坛》上的《胆胃综合征刍议》一文，在此深表感谢。）

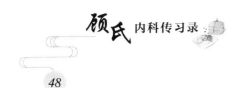

略谈中医眼科的认识

顾中欣

眼目是人体五官之一,它和内在脏腑有着不可分割的关系,这种关系是依靠"经络"为之贯通的,因为周身的气血,一定要通过经络的运行转输而上注于目,以发挥正常的功能。《灵枢·大惑论》曰:"五脏六腑之精气,皆上注于目而为之精。精之窠为眼,骨之精为瞳子,筋之精为黑眼,血之精为络,其窠气之精为白眼,肌肉之精为约束,裹撷筋骨血气之精而与脉并为系,上属于脑,后出于项中。"《灵枢·邪气脏腑病形》曰:"十二经脉,三百六十五络,其血气皆上于面而走空窍,其精阳气上走于目而为睛。"《素问·五脏生成》曰:"诸脉者皆属于目。"凡此,都说明眼与脏腑经络的密切关系,以及眼目的重要性。

根据经络和脏腑的关系,前人又创立了"五轮"和"八廓"学说。《黄帝内经》中有"五脏六腑之精气皆上注于目"的说法,精之所以能上注于目,必然依靠经络的贯通。因此,可以说"五轮"和"八廓"学说是建立在脏腑经络学说基础上的,古人所谓"眼通五脏,气贯五轮"。因为五脏配合六腑,轮廓表里相关,所以脏有所病,可以反映于轮,这是前人在临床实践中经验的总结。五轮的分配,是以眼目全部划分为五，名曰五轮，分属五脏，黑珠属肝木为风轮，内外眦皆属心火为血轮，上下胞属脾土为肉轮，白睛属肺金为气轮，瞳仁属肾水为水轮。《太平圣惠方·卷三十二·眼论》云："肝脏病者应于风轮，风轮病即望风泪出，睹物烟生，夜退昼增，碜痛畏日，或如青衣拂拂，时似飞蝇联联，此是肝脏之疾，宜治肝也。心脏病者应于血，血轮病即飞花竞起，散乱纵横，胬肉渐渐沾睛，两眦泪淹赤烂，此是心脏之疾，宜治心也。脾脏病者应于肉轮，肉轮病即睑内肿疼，眦头涩痛，眼见飞丝缭乱，又如毛发纵横，夜半甚于昏黄，日没增于早起，此是脾脏之疾，宜治脾也。肺脏病者应于气轮，病即忽如云飞遮日，逡巡却渐分明，或如雪影中花，或似飞蝇相趁，此是肺脏之病，宜治肺也。肾脏病者应于水轮，水轮病即黑花蔌蔌，雾气昏昏，视一物而见两般，睹太阳如同水底，此是肾脏之疾，宜治肾也。"

有轮当有廓，故以八廓分属于六腑及心包、命门。其配属关系如下：膀胱为水廓而附于水轮，胆为风廓而附于风轮，大肠为天廓而附于气轮，胃为地廓而附于肉轮，小肠为火廓属内眦而附于血轮，并将命门为雷廓，三焦为泽廓，心包为山廓，都属外眦也附于血轮。

五轮八廓学说，是建立在脏腑经络学说基础上的一种论证方法。以眼目全部划分为五，名曰五轮配五脏，又将眼目全部划分为八，名曰八廓，以配六腑及心包与命门。五轮的理论基础源于五行学说，八廓的理论基础源于八卦的八列。这样就阴阳、五行、经络、脏腑各方面，运用脏腑与十二经络相贯的道理，来论证目疾的病理机制问题。以下试举一病例分析之。

杨某某，男，80岁，2016年8月30日初诊。

患者双眼睑下垂，开合无力已年余，曾求治于周边各医院均未见显效。患者素有高血压病史，长年服用降压药，1年前自觉眼睑浮肿，晨起明显，目胀，视物模糊而求治于某医院，经过详细的检查，未发现特殊的病变，认为是高血压所致，给予利尿消肿治疗。起始稍有缓解，继则仍渐加重，而四处求治，至今未效而来我院求治于中医。

现病史：患者两上眼睑下垂，轻度浮肿掩睛，眉耸难睁，视物需仰头视之，甚则需双手把上眼睑抬起方能看见，伴气短少言，面色少华萎黄，胃纳乏味，舌淡苔白，脉细濡。证属脾弱气虚，气血不荣致脉络失和，腠理自开，邪气入于眼睑，故皮纵缓，眼睑下垂矣。且脾土虚弱，风木乘之挟湿上行而致眼睑浮肿，拟益气升阳，健脾和胃，活血通络为法治之。处方如下。

防风 10 g	防己 10 g	生黄芪 20 g	党参 15 g
山药 20 g	生薏苡仁 30 g	炒白术 15 g	地龙 10 g
夏枯草 20 g	升麻 10 g	川芎 15 g	炒苍术 10 g
柴胡 10 g	当归 10 g	甘草 5 g	

水煎服，日1剂。

此方加减共服20余剂，诸症告愈，眼睑已不下垂，开合如常。

按语：眼睑下垂亦称"睑废"，见于《目经大成》。《诸病源候论》称"瞧目"，亦称"侵风"。《灵枢·大惑论》云："肌肉之精为约束，裹撷筋骨血气之精而与脉并为系"，可知睑废与脾关系最为密切。因脾主肌肉司约束，故用党参、生黄芪、升麻，三药并用，补气升阳力强，所谓"大气一转，其气乃散"，即阳气通畅则水饮自散之义。防己、炒苍术、炒白术、山药、生薏苡仁健脾和胃除湿，川芎、当归活血调血，防风、地龙祛风通络，柴胡、夏枯草疏肝，甘草调和诸药。诸药合用，共奏补气升阳、健脾除湿、祛风通络之功而取效。

（严华、李雪峰整理）

略谈泌尿系感染的中医治疗

顾中欣

泌尿系感染是包括肾盂肾炎、膀胱炎、尿道炎等在内的尿路感染性疾病。这些疾病中医自古称为"淋",淋是指排尿困难的现象。《巢氏病源·卷十四·淋病诸候》云:"肾虚则小便数,膀胱热则水下涩,数而且涩,则淋沥不宣,故谓之淋。其状,小便出少,起数,小腹弦急,痛引于脐。"这说明淋是小便短少而频,牵引下腹至脐部作痛的现象。

中医所说的淋的种类很多,在《巢氏病源·卷十四·淋病诸候》中把淋证分为石淋、劳淋、血淋、气淋、膏淋、热淋、寒淋等七种。其中,石淋候为"石淋者淋而出石也……其病之状,小便则茎里痛,尿不能卒出,痛引少腹,膀胱里急,沙石从小便道出,甚者塞痛令闷绝"。这是现代所说的泌尿系结石,特别是膀胱结石的症状。当然结石症往往合并感染,或有感染而发生结石,二者可能互为因果。气淋候为"气淋者,肾虚膀胱热气胀所为也……其状膀胱小便皆满,尿涩常有余沥是也,亦曰气癃",这可能是膀胱炎或尿道炎一类的疾病。膏淋候为"膏淋者淋而有肥,状似膏,故谓之膏淋,亦曰内淋,此肾虚不能制于肥液,故与小便俱出也",这种现象似是肾结核而有脓尿之类的疾病。劳淋候为"劳淋者谓劳伤肾气而生热成淋也……其状尿留茎内，数起不出，引小腹痛，小便不利，劳倦即发也"，这种症状颇像慢性淋病之类。热淋候为"热淋者，三焦有热，气抟于肾，流入于胞而成淋也，其状小便赤涩，亦有宿病淋今得热而发者，其热甚则变尿血"，这种症状很像膀胱炎或肾盂肾炎发热而有排尿困难的情况。血淋候为"血淋者是热淋之甚者，则尿血，谓之血淋"，这是和热淋类似的一种疾病。寒淋候为"寒淋者其病状先寒战然后尿是也，由肾气虚弱，下焦受于冷气入胞与正气交争，寒气胜则战寒而成淋，正气胜战寒解，故得小便也"，这也是膀胱一类的疾病。

中医对泌尿系感染的治疗，也是根据机体整体反应的情况予以适宜的随证治疗，至于对尿路疾患的消炎利尿方面，中药也具有优良的作用。现将常用的方剂介绍如下。

1. 麻黄汤（《伤寒论》）

肾盂肾炎或膀胱炎初起，有恶寒、发热、头痛、汗不出而脉浮紧者，宜用麻黄汤以发汗。

麻黄 10 g，桂枝 10 g，杏仁 1.5 g，甘草 5 g。

以上 4 味加水 600 mL 煎至 300 mL，1 日分 2~3 次服。

这是发汗解表剂。麻黄、桂枝能发汗解表以解除皮肤的拘急现象，杏仁、麻黄、甘草又能止咳定喘。本方以发汗解表的中药为主方，凡患者体质比较强壮，且有恶寒、发热、头痛、脉浮紧的情形时可用之。

2. 小柴胡汤和大柴胡汤（《伤寒论》）

热型弛张，中医所说往来寒热的情形时可用小柴胡汤，若体质壮实而大便结者宜用大柴胡汤。

（1）小柴胡汤（《伤寒论》）

柴胡 10 g，黄芩 5 g，人参 4 g，半夏 6 g，甘草 3 g。

以上 5 味，加生姜 3 片，大枣 3 枚，以水 600 mL 煎至 200 mL，1 日分 3 次服。

这是解热、消炎、健胃剂。柴胡是解热药，治往来寒热，与黄芩相配合能解胸胁苦满的症状，黄芩是消炎健胃药，可消除胃肠黏膜的炎症，祛心烦，止下利，半夏、生姜制分泌以止呕，人参兴奋健胃并能止渴，甘草、大枣调和诸药。

（2）大柴胡汤（《伤寒论》）

柴胡 10 g，黄芩 10 g，半夏 5 g，枳实 5 g，芍药 5 g，大黄 10 g。

以上 6 味药，加生姜 3 片，大枣 3 枚，以水 600 mL 煎至 200 mL，1 日分 3 次温服。

这是解热、消炎、健胃、缓泻剂。柴胡解热，黄芩消炎，枳实健胃导滞，配大黄可除肠内积结，半夏、生姜止呕镇吐，芍药、大枣柔痉止痛。

3. 白虎加人参汤（《伤寒论》）

发热汗出不解，口渴咽干，不恶寒反恶热者宜用白虎加人参汤。

知母 10 g，石膏 10 g，甘草 2.5 g，粳米 15 g，人参 3 g。

以上 5 味，以水 600 mL 煎至 200 mL，1 日分 3 次服。

这是清凉解热剂。知母、石膏清凉解热，石膏又有镇静消炎之效，故可清热除烦，粳米缓和滋润，人参兴奋健胃又能止渴，甘草缓急除烦。

4. 龙胆泻肝汤（《太平惠民和剂局方》）

肾盂肾炎或膀胱炎，发热而小便涩少，排尿作痛者可用龙胆泻肝汤。

龙胆草 5 g，柴胡 5 g，泽泻 5 g，车前子 2.5 g，木通 2.5 g，生地黄 2.5 g，当归尾 2.5 g，栀子 2.5 g，黄芩 2.5 g，甘草 2.5 g。

以上 10 味，以水 600 mL 煎至 200 mL，1 日分 3 次温服。

这是消炎、解热、健胃、利尿剂，龙胆草、栀子、黄芩苦味健胃，清热消炎，柴胡解热，泽泻、车前子、木通消炎利尿以治疗尿路的发炎，生地黄清凉滋润，当归尾镇静行瘀，可调整血行，甘草调和诸药，护胃安中。

5. 八正散（《卫生宝鉴》）

肾盂肾炎或膀胱炎，热不甚高或无热而小便涩少，大便燥结者宜用八正散。

瞿麦、栀子、萹蓄、大黄、滑石、木通、车前子、炙甘草各 500 g。

以上 8 味共为粗末，每服 25 g 加灯芯，以水 400 mL 煎至 100 mL，1 日分 2 次服。

这是膀胱炎、尿道炎等炎症的常用处方，有消炎利尿、缓泻的作用。方中车前子、木通、瞿麦、萹蓄、滑石、栀子、灯芯等大队消炎利尿药，能利小便而清湿热，以消除尿路的炎症。大黄消炎缓泻，与炙甘草合用能缓急而止排尿疼痛。

6. 海金沙散（《证治准绳》）

膀胱炎或尿道炎，不发热但尿意促迫，排尿涩痛者宜用海金沙散。

海金沙、肉桂、甘草各 10 g, 赤茯苓、猪苓、白术、白芍各 15 g, 泽泻 25 g, 滑石 35 g, 石韦 5 g。

以上 10 味共研为细末，以灯芯 1 团合 10 g 至 25 g 药末煎汤，1 日分 2 次服。

这是消炎利尿剂。海金沙、猪苓、白术、泽泻、滑石、石韦、赤茯苓、灯芯等有消炎利尿作用，肉桂芳香健胃，以鼓舞膀胱的机能，白芍、甘草能抑制尿意频数而止排尿的刺痛。

7. 导赤散（《小儿药证直诀》）

肾盂肾炎或膀胱炎，排尿刺痛而有心烦、口渴、颜面潮红的情形或口腔炎症并发膀胱炎，小便赤涩疼痛者可用导赤散。

生地黄 10 g, 木通 7.5 g, 甘草梢 5 g, 淡竹叶 5 g。

以上 4 味，以水 600 mL 煎至 300 mL, 1 日分 3 次服。

这是清凉利尿剂。生地黄滋阴解热以凉血，木通、淡竹叶清凉利尿，甘草梢缓和排尿的刺痛。本方主治心烦、口渴、面赤，即所谓血热的状态，且小便赤、排尿不快者。

8. 猪苓汤（《伤寒论》）和白茅根汤（《沈氏尊生书》）

小便不利，排尿困难而有血尿者，宜用猪苓汤，亦可用白茅根汤。

（1）猪苓汤（《伤寒论》）

猪苓 10 g, 茯苓 10 g, 滑石 10 g, 泽泻 10 g, 阿胶 10 g。

以上 5 味，以水 600 mL 煎至 200 mL, 1 日分 3 次服。

这是消炎、利尿、止血剂。猪苓、茯苓、滑石、泽泻等为消炎利尿药，以消除尿路的炎症，阿胶滋养止血以除血尿。

（2）白茅根汤（《沈氏尊生书》）

白茅根 15 g，瞿麦 10 g，茯苓 10 g，冬葵子 10 g，蒲黄 10 g，血余炭 10 g。

以上 6 味，以水 600 mL 煎至 200 mL，1 日分 3 次温服。

这是消炎、利尿、止血剂。瞿麦、茯苓、冬葵子消炎利尿以消除尿路的炎症，白茅根、蒲黄、血余炭以止血而祛血尿。

9. 竹叶石膏汤（《伤寒论》）

诸热性病后，身体衰弱、口干舌燥、余热不退、小便不利，有发生膀胱炎的情况时，宜用竹叶石膏汤。

竹叶 10 g，石膏 15 g，人参 5 g，甘草 3 g，麦冬 10 g，粳米 15 g。

以上 6 味，加生姜 3 片，以水 600 mL 煎至 200 mL，1 日分 3 次温服。原方有半夏，今去之。

这是强壮性清凉、消炎、利尿剂。竹叶清凉利尿，石膏镇静消炎，二者相合，可消除尿路的炎症，麦冬、粳米、人参、甘草滋养强壮止渴，生津以清虚热，人参、生姜兴奋健胃以促进胃肠的机转而增进饮食。

10. 清心莲子饮（《太平惠民和剂局方》）

慢性膀胱炎或淋病，遇劳即发，小便混浊，排尿不利而身体虚弱者，以及肾结核初起发热而小便不利，或尿液混浊而量少者，宜用清心莲子饮。

石莲肉 10 g，人参 6 g，黄芪 10 g，茯苓 10 g，柴胡 7.5 g，黄芩 7.5 g，地骨皮 7.5 g，麦冬 7.5 g，车前子 7.5 g，甘草 5 g。

以上 10 味，以水 600 mL 煎至 200 mL，1 日分 3 次服。

这是强壮性解热、利尿剂。人参、黄芪、甘草强壮健胃，能鼓舞全身的机能，促进新陈代谢，柴胡、黄芩、地骨皮清凉解热以退慢性的发热，茯苓、车前子能利小便而祛尿路的炎症，麦冬滋润降火、镇咳祛痰，石莲肉清心以除小便的混浊。

11. 萆薢分清饮（《杨氏家藏方》）

慢性肾盂肾炎或膀胱炎，小便频数或混浊者，即中医称膏淋之症，宜用萆薢分清饮。

萆薢 5 g，石菖蒲 5 g，乌药 5 g，益智仁 5 g，甘草梢 2.5 g。

以上 5 味，加食盐一捻，以水 600 mL 煎至 200 mL，1 日分 3 次服。一方有茯苓。

这是强壮性制小便剂。萆薢缓和利尿、祛风镇痛，益智仁强壮补精而缩小便，以除小便的频数，乌药、甘草梢镇静止痛以缓解排尿的刺痛，石菖蒲兴奋健胃。综合下来，本方的功效是固精气而缩小便，祛膀胱的虚寒，除排尿的刺痛，因此除用于慢性膀胱炎之类的疾患外，又可用于肾结核排尿混浊而作痛者，或糖尿病尿意频数而尿脓如膏者以及遗精等症。

12. 八味地黄丸（《金匮要略》）

肾盂肾炎或膀胱炎伴有慢性疾病、贫血、消瘦，无热而手足常冷，小便频数或不利者，宜用八味地黄丸。

干地黄 24 g，山药、山茱萸各 12 g，泽泻、茯苓、丹皮各 9 g，桂枝、附子（炮）各 3 g。

上药共研为末，炼蜜为丸，如梧桐子大。每服 15 丸（6 g），加至 25 丸（10 g），酒送下，早晚各服 1 次。

这是补肾壮阳剂。炮附子大辛大热，温阳补火；桂枝辛甘而温，温通阳气，二药相合，补肾阳，助气化，共为君药。"善补阳者，必于阴中求阳，则阳得阴助，而生化无穷"，故重用干地黄滋阴补肾生精，配伍山茱萸、山药补肝养脾益精，阴生则阳长；凡补肾精之法，必当泄其"浊"，方可存其"清"，而使阴精得补，故佐以泽泻利湿泄浊，丹皮清泄相火，茯苓健脾渗湿，六药合用，滋补肾之阴精而降相火，同为臣药。本方适用于泌尿系统功能低下症，主要作用为抗菌、利尿，改善尿频、排尿困难等症状，具有减轻发冷、麻木和疼痛的作用。

（郭尧嘉、李雪峰整理）

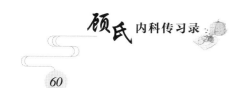

顾中欣名老中医临床学术思想总结

吴祝平

顾中欣老中医为主任中医师，江苏省名中医、江苏省首批名老中医学术继承指导老师、全国基层名老中医学术继承工作室指导老师，师出孟河医派，从医50余年，学验俱丰。笔者跟师学习，常揣摩老师之学术思想，整理记录如下。

一、坚持中医思维，发皇古义

顾师认为，中医学是古代人民在日常生活中遇到疾病时通过治疗，总结经验，反复验证，而逐步形成诊治疾病以及预防保健的技术。在此基础上，中医人吸收古代哲学进行解释，丰富诊治疾病的技术并产生中医药理论。中医学的产生和发展是一个从实践到理论，又通过理论指导实践的循环往复、不断提高的过程。中医学是实践的产物。现代人学习中医，由于所处环境不同，知识结构不同，有时很难理解中医药理论。有人主张用现代医学思维研究中医、运用中医，然而实践已经证明这是没有出路的，必须转变观念，坚持用中医思维方式学习中医，用中医思维方式治疗疾病。要高度重视中医经典学习，但是不能呆板地学、机械地学，不能只从经典中找方看病，而是要从经典中学习辨证方式。现代疾病谱变化,病种可能变化,但辨证论治的方法不会变,师古而不依赖古人,在前人的基础上向前走,这样学习中医才有希望。对中医的理解涉及中国古代文化特别是古代哲学,努力学习中国传统文化,有助于对中医药学理论的理解。

二、善于吸收现代医学成果,融会新知

中医药学从来就是一个开放兼容的系统,大量的中药来源于海外就是证明。现代中医不能自我封闭,要与时俱进地运用现代医学的技术和理论,为我所用。现代诊断技术高度发达,这是医学的工具和手段,西医能用,中医同样能用。明确的诊断也是中医诊疗的前提,可以看成是传统四诊的延伸和拓展。在临床工作中,顾师熟练开具各类检查申请并掌握检查结果的研判与运用。特别是传统手段无证可辨时,如肝功能异常,小便隐血、蛋白尿、血脂异常、血糖异常、尿酸异常而无明显症状,将检查、检验结果作为辨证的重要依据,可取得显著治疗效果。顾师还经常将检查、检验结果作为评价中医治疗效果的手段。在临床用药上,顾师善于吸收现代药理研究成果。如现代研究地龙有解除平滑肌痉挛的作用,顾师因此将地龙用于胆囊炎、胆结石、泌尿系结石、哮喘、咳嗽,效果很好。马钱子的使用,是从西药士的宁研究运用中得到启示。士的宁有兴奋脊髓神经作用,而士的宁是马钱子的主要成分,是从马钱子中提取的一种生物碱,将马钱子用于子宫发育不良、失眠、阳痿有效,扩大了传统药物的使用范围。顾师提倡,既要古为今用,也要洋为中用,中医才能不断发展创新。

三、善用虫类药、毒性药、峻猛药，有胆有识

顾师曾着意研究国医大师朱良春的用药经验，特别是虫类药、药性峻猛中药、有毒中药大胆用于临床的经验。如全蝎、蜈蚣、僵蚕、蕲蛇、水蛭、天龙等毒性动物药物，马钱子、附子、川乌、草乌、生南星、蛇六谷等毒性植物药物，三棱、莪术等作用峻猛药物，以之治疗疑难病证，取得良好疗效。顾师借用《素问·六元正纪大论》之"有故无殒，亦无殒也"，认为运用毒性峻猛药物，有病则病当之，无病则体受之，反对用药四平八稳，以安全为由，实则损害患者利益。顾师临床运用生南星，有时用到 20～30 g，制二乌用到 12 g，超过《中华人民共和国药典》（2022 年版）规定的常用剂量。顾师认为所谓中药常用量只是作为医生的参考，不能作为法定剂量，否则将严重阻碍中医药发展，也常告诫后学者，毒性药乃虎狼之药，临床用之当慎之又慎。

四、广泛吸收验方、草药，创建对药，为我所用

《伤寒论》113 方，用药 96 味，《金匮要略》205 方，用药 155 味，均为历代中医的经典用药。顾师在临床实践中，注重学习和借鉴不同地区的民间验方、用药经验，在实践中验证，有效者即为我所用，日积月累，拓展传统中药的使用范围，形成了独特的用药体系。据统计，顾师 2016 年处方用药 535 味，这在中医界并不多见。顾师虽然经验丰富，但仍十分留意各种刊物收载的验方、草药，并抄录下来，适时验证于临床，如紫萼香茶治疗肿瘤、辣蓼治疗卵巢囊肿、徐长

卿治疗不孕症等。他常说，只要有效，就是他自己的。顾师在临床实践中广泛运用对药，发挥药对相须为用、相反相成的优势。在借鉴前人经验的基础上，创建对药或扩大对药使用范围。例如，借鉴朱良春用药经验，创建油松节、鸡血藤治疗各类慢性虚损病症，蜈蚣、甘草治疗久咳；借鉴董建华老中医经验，使用生南星、墨旱莲治疗眩晕；运用民间验方僵蚕、乌梅消息肉，百合、乌药止胃痛；自创对药刘寄奴、肿节风治疗消化系统溃疡等。

五、复法大方治疗疑难病，层次分明

顾师在临床实践中不仅用药品种多，而且处方药味多、剂量大，平均每剂药 20 味，重量约 300 g。笔者曾就此请教于顾师，顾师谓，一者现代患者疾病谱变化，疑难杂病比例增大，病因病机复杂多变，气滞、痰凝、血瘀相互胶结，同时并存，非古代可比。针对病机，在辨证论治原则不变的情况下，对于复杂病因病机，复法大方势在必行。二者现代药品质量与古代相比，不可等量齐观。自然环境变化、医疗需求增大、人工种植、采收时机变化、逐利心理、监管缺失等因素，导致药品质量今非昔比，固守古法用量，药轻病重，疗效不显。须因势利导，以疗效为标准，而非以古籍为标准。三者现代患者多食肥甘厚味，脾胃素虚，治疗的同时多需顾护脾胃。顾师临床处方多加用鸡内金、山药、焦三仙、沉香曲等理气健胃之品，减少药物对脾胃的影响。顾师谓，治病不可拘泥于药味多少，疗效最为重要，多则多矣。然复法大方并不是药物的随意堆砌、品类杂陈，而是针对病机，把握正邪之间的关系，或扶正，或祛邪，或扶正兼祛邪，或祛邪兼扶正，观其脉证，以法治之。

六、理解中医流派的内涵，博采众长

顾师出生于孟河医派发源地常州，成长于中医世家，对中医流派有独到的理解。他认为历史上所有的中医流派的源头在《黄帝内经》，不同时期、不同地域的中医临床家基于对《黄帝内经》内容的理解，指导临床实践，取得卓越的临床疗效。中医之所以有这么多的流派，主要是对经典的理解不一，一字多义、字简意繁，不同解释、不同思维、不同效果，长此以往，形成流派。所谓流派，简言之，就是对《黄帝内经》不同的理解、解释，并指导临床运用，形成派别。不同时间、不同地域的环境不同、经济发展差异，加之古代交通不便，因此不同流派各有侧重，各有所长，所谓"无偏不成派"。顾师对流派内涵的理解，要求我们一方面要学习各家流派的学术观点、临床实践技术，取其所长，融会贯通，形成自己的特色，此所谓继承。另一方面要重视经典的学习，了解不同流派的学术思想及其源头，加深对经典的理解，并在此基础上得出新的认识，此所谓创新。

顾中欣名老中医临证经验总结

李雪峰

顾中欣主任曾对瘀血学说及活血化瘀治则进行了系统的研究，尤其遵从王清任的理论，在其基础上，根据家传经验，结合自己的临床实践，遵循中医基础理论，结合辨证论治原则，针对形成瘀血的病理因素、部位，采用具体的治法。遵《医学真传·心腹痛》"夫通则不痛，理也，但通之之法，各有不同。调气以和血，调血以和气，通也；下逆者使之上行，中结者使之旁达，亦通也；虚者助之使通，寒者温之使通，无非通之之法也。若必以下泄为通，则妄矣"，顾老制订了化瘀治则。

一、益气养阴、解毒化瘀治胃炎

顾老认为慢性萎缩性胃炎易反复发作，迁延不愈，多表现为寒热错杂，毒瘀互结。胃镜显示胃黏膜红白相间为寒热错杂证的主要表现，而充血、水肿、糜烂等为毒瘀互结的表现。这多与嗜好烟酒、饮食不节、忧思恼怒、素体衰弱、劳倦内伤及用药不当等因素有关。病变部位在中焦脾胃，病性以虚为主，虽亦有虚实夹杂，也是虚多实少，本虚标实。其病理诊断基础为胃黏膜萎缩，正是由于脾阴虚亏，不能"生养肉也"。这在功能上表现为脾气不升，胃气不降，脾胃气机失调，中焦气滞形成。脾胃虚，气血化源不足，津液不能输布，营养不能畅引，此即气病及血，虚久必瘀。正如《素问·调经论》曰："五脏之道皆出于经隧，以行血气，血气不和，百病乃变化而生。"《临证指南医案·胃脘痛》曰："经主气，络主血……凡气既久阻，血亦应病，循行之脉络自痹。"综观临床脾胃病者，不论何种原因所致，只要病程较长，皆可有不同程度的瘀血存在，所谓"久病必瘀"。现代研究亦证实，胃部发生疾患时，胃黏膜瘀血，血液循环障碍。而活血化瘀之品可改善微循环，增加胃黏膜血流量，促进胃黏膜固有腺体的再生，消除肠化和增生，改善胃黏膜局部病变，有利于胃黏膜的修复。基于此理论，顾老结合临床体会，制订了益气养阴、解毒化瘀的治则，创立了舒胃消萎散，临床观察，该方可逆转并控制慢性萎缩性胃炎。

二、疏肝解郁、补肾化瘀治阳痿

从现代医学的角度看，阳痿无论由何种原因引起，均有不同程度的血瘀存在。同时，这也揭示了祖国医学提出的房劳过度、损伤肾气，误犯手淫、不知自惜，思虑太过、忧郁不解等肾阳不足、心脾两虚、惊恐伤肾等导致阳痿的基本实质，这些情况会导致前列腺炎性水肿或纤维化增生、海绵体小动脉血栓阻塞而致血液黏稠度增高，亦即祖国医学所说的血瘀。所以临床治疗本病时均须配合活血化瘀之药，以消除前列腺炎性水肿或纤维化增生，溶解海绵体小动脉血栓，降低血液黏稠度，从而改善宗筋之络的血行，使宗筋得以濡养，阴茎振奋，而阳痿得除焉。

顾老通过多年临床实践，认为阳痿一证的病因并不是单纯的虚证，而是虚实夹杂证。无论是命火衰微，还是心脾两虚等，其必然或多或少夹有血瘀存在。血行受阻迟缓，宗筋失于濡养，不得振奋，阳事不举而成痿，从而制订了疏肝解郁、补肾化瘀之法。

三、益气化瘀治中风

顾老认为中风发病，多为老年人元气渐虚，精血渐衰，脏腑功能日趋孱弱，无力推动血行，血行迟缓，聚而为瘀，阻于脑络而为脑血栓；或因阴阳失衡，气血逆乱，挟痰血上冲于脑，脑络受损，血溢于外，在脑实质内形成凝血块，谓脑出血。中风病机虽表达为肝风内动，但其根源在于水不涵木，故认为其标在肝，其本在肾，滋补元精，育阴潜阳当为治本大法，鉴于痰、瘀、火、毒为病程中重要病机，故佐以相应祛邪方法亦属必要。但瘀血贯穿整个病程，尤为重要，无论脑血栓、脑出血，中医辨证均属瘀血证，瘀血不除，新血难安。故治疗本病时，采用活血化瘀法随证加减，同时在恢复期加用大剂量益气之品，可减少病残率，降低死亡率。

四、平肝潜阳、逐痰化瘀降血压

祖国医学认为高血压的发生与情志失调、饮食不节、内伤虚损有关。顾老结合临床特点，制订平肝潜阳、逐痰化瘀治法，选用水蛭、土元、川芎、丹参、牛膝、山楂活血化瘀；生南星、石菖蒲降痰通络；天麻、夏枯草、决明子、豨莶草软坚通络、平肝潜阳；地龙、蜈蚣息风通络；苦参、甘松抗心律失常，制成蛭星元龙降压汤，具有明显的降压作用，同时迅速消除高血压引起的肢麻、头痛、头昏症状。

五、温宫化瘀治不孕

顾老根据其家传经验结合多年临床体会，发现不孕症患者中，有子宫发育不良情况者居多，结合辨证，属肝肾不足、胞宫虚寒之证，治疗时当加化瘀之品，自创榆钱四物汤治疗，效果显著。

六、温通化瘀治痹证

顾老认为，痹证的病位在肢体经络，主要病机是邪气痹阻经络，气血运行不畅，故治疗时必须要注意通络止痛，常用枝藤类药以通络引经，增强药效，如丝瓜络、桑枝、松节、清风藤、海风藤、络石藤、忍冬藤、石楠藤、鸡血藤、天仙藤等。但在选择枝藤类药时也应结合药性辨证选用，疗效也会更佳。如祛风通络用清风藤、海风藤、络石藤、丝瓜络；清热通络用忍冬藤、桑枝；补虚和血通络用石楠藤、鸡血藤、天仙藤；祛湿消肿用松节、天仙藤。

痹久多夹痰瘀，治当化痰祛瘀，痰浊、瘀血、水湿在疾病的发生发展过程中起着重要作用。邪痹经脉，脉道阻滞，迁延不愈，影响气血津液运行输布，血滞而为瘀，津停而为痰，酿成痰浊瘀血。痰浊瘀血阻痹经络，可出现皮肤瘀斑、关节周围结节、关节屈伸不利等症；痰浊瘀血与外邪相合，阻闭经络，深入骨骱，导致关节肿胀、僵硬、变形；痹证日久，影响脏腑功能，津液失于输布，水湿停聚局部，可致关节肢体肿胀；痰瘀水湿可相互影响、兼夹转化，如湿聚为痰，血滞为瘀，痰可碍血，瘀能化水，痰瘀水湿互结，旧病新邪胶着，而致病程缠绵，顽固不愈。故应选用有活血化瘀、祛痰通络作用的药，适用于痰瘀痹阻筋脉，关节重着疼痛者。常用药如薏苡仁、蚕沙、桑枝、防己、制半夏、制南星、白芥子、陈皮、桃仁、红花、莪术、苏木、赤芍、土鳖虫等。

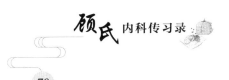

顾中欣名老中医通治方思想浅探

吴祝平

顾中欣老中医为全国基层名老中医学术继承工作室指导老师，笔者跟随老师学习，老师临床应诊每病必有一主方，主病、主方、主药，脉络清楚，与以往所学不同，即所谓辨证分型、按型索方的思路。请教于顾师，师谓："病本无型，书本之型，人为之耳，乃为便于初学者理解之模型，与临床实际不能完全相合。"揣摩老师之意，证之于临床病案，概括为通治方，求教于老师，不知当否。

一、通治方之概念

通治方是在辨病论治与辨证论治相结合的基础上，根据临床具体疾病所选用或拟定的通治方剂，其组成相对固定，性味相对平和，照顾疾病病机也较为全面。

通治方思想早在《黄帝内经》中就有所记载，如生铁落饮治阳厥、四乌鲗骨一芦茹丸治血枯，即体现辨病论治思想。《伤寒论》通篇题目均为辨某病脉证并治，《金匮要略》也多为某病脉证（并）治。桂枝汤、麻黄汤为太阳病之主方，白虎汤、承气汤为阳明病之主方，小柴胡汤为少阳病之主方等，以此加减，形成通治方系列。《金匮要略》也有乌头汤治历节、黄芪桂枝五物汤治血痹等专病专方。《肘后备急方》对卒心痛、伤寒、疟病等疾病的处方，基本不以分型论治形式铺叙，而是方便读者按病索方。后世大量方书多收载辨病论治的方药。明代孙志宏撰《简明医彀》，收载320余病，一病一主方，后附详细加减法，体现辨病论治的思想。

顾师认为通治方应是一个系统，由主方与加减组成，主方为针对疾病基本病机选择或拟定的处方，主要体现辨病论治；加减则体现辨证论治。主方为常法，加减为变法，常法、变法相互配合、相互协调，治疗才能符合临床实际。顾师经过几十年临床实践，逐步形成了"辨病辨证—通治法—通治方"的中医临床思维模式。

二、顾中欣老师通治方思想特点

1. 辨病为临证之首，以定主方

顾师认为，从《黄帝内经》到《伤寒论》，中医学一直重视辨病，辨病体现对疾病发生发展一般规律的认识，体现疾病的基本病机。例如，咳嗽的基本病机为肺失宣肃，肺气上逆；胃痛的基本病机为胃失和降，升降失常；胁痛的基本病机为肝气郁滞，疏泄失畅等。针对基本病机，确定治则，进而选方用药，原则上一病一主方。

2. 辨证为取效关键，随证加减

辨证论治是中医学的显著特点与优势，辨证论治就是抓住疾病发展某一阶段的主要矛盾。随证加减源于《伤寒论》，体现有是证、用是药，药证相对的思想。《伤寒论》中7个方剂有加减，如小青龙汤、小柴胡汤等。其中桂枝汤类方、柴胡汤类方等实际也是加减方。顾师指出，临床运用成方，固然也离不开辨证论治，但还应根据具体病情，对所选方剂进行必要的加减化裁，使方药与病证吻合，丝丝入扣，才能达到预期的治疗目的。顾师临床用药随证加减，与疾病证型相类似，又不完全相同，是在辨病治疗基础上的化裁，体现的是整体思维，综合运用，既对应单一证候，更多的是不同证候的组合，是病因、病机、证候、方药的系统思维。顾师临床诊疗少有单纯的寒者热之、热者寒之、虚者补之、实者泻之的治法，常常融寒热并调、虚实兼治于一方，其药物之选择、药量之把控，是多年学习实践的结果。

3. 结合现代研究，与时俱进

顾师宗"发皇古义，融会新知"理念，十分重视传统中医药的现代研究成果运用，特别是现代中药药理研究，积极验之于临床。如地龙有松弛平滑肌的作用，被运用于治疗胁痛、腹痛、久咳；徐长卿、穿山龙有类甾体样激素作用，被顾师广泛运用于治疗风湿顽痹、咳嗽、胃痛、腹痛、痛经等；红豆杉、蛇六谷、紫萼香茶被运用于抗癌。基于现代药理研究结果的中药运用，是顾师临床通治方的显著特点。

三、通治方运用举例

胃脘痛是消化系统常见病之一，顾师结合对现代生活方式的研究，分析疾病发生的病因病机，提出胃脘痛的基本病因主要为肝气不舒、饮食不节两类，即所谓土逆木横与土虚木乘，治疗从肝论治，以疏肝理气、和胃降逆为治疗原则，喜用柴胡疏肝散、左金、二陈合方。主方如下。

柴胡 10 g　　玄胡 10 g　　炒白芍 15 g　　炒枳壳 10 g

制香附 10 g　　吴茱萸 3 g　　川连 5 g　　炒白术 15 g

姜半夏 10 g　　茯苓 15 g　　陈皮 6 g　　甘草 6 g

临证加减，是在保持总体治法基本不变的情况下，针对病证的不同，选择适当的药物，体现"观其脉证，随证治之"的思想。顾师临床用药灵活多变，对历代医家用药经验兼收并蓄，并结合现代药理研究，其胃脘痛治疗加减法也体现了这一特点。

胃脘胀甚，伴胸胁胀痛者，加川楝子、川郁金、刀豆壳、片姜黄、沉降香、木香、苏梗、草果、肉豆蔻；痛甚者，加九香虫、八月札、徐长卿、台乌药；口苦、嗳腐、泛酸者，加乌贼骨、大贝母、煅龙牡；口干欲饮，舌红苔少者，加百合、麦冬、石斛、天花粉、葛根、乌梅、白芍；便溏、泄泻者，加生黄芪、党参、山药、苍术、薏苡仁、老鹳草；畏寒者，加桂枝、高良姜、干姜、炮姜炭、蜀椒；嗳气、脘胀、苔腻、味纳乏味，甚则纳呆者，加旋覆花、代赭石、生鸡内金、山药、焦三仙、五谷虫；糜烂、溃疡者，加刘寄奴、肿节风、土牛膝、蒲公英、三七、白及；萎缩性胃炎、肠上皮化生或异型增生者，加生黄芪、棱莪术、三七、天花粉、仙鹤草、半枝莲、白花蛇舌草、水蛭。以上加减随证选择其中数味于主方中，形成个体化的治疗方案。

四、病案举例

赵某某，女，45 岁，仪征人。2016 年 1 月 4 日，胃脘不适，作胀，胃纳乏味，口苦咽干，时而泛酸，反复已月余。

胃镜示糜烂性胃炎。苔薄白，脉细。

柴玄胡各 10 g	川郁金 10 g	制香附 10 g
炒枳壳 10 g	吴茱萸 5 g	川连 5 g
地龙 10 g	降香 10 g	代赭石 15 g
九香虫 5 g	乌贼骨 10 g	大贝母 10 g
茯苓 15 g	姜半夏 10 g	陈皮 6 g
生鸡内金 10 g	沉香曲 10 g	甘草 6 g

7 剂，水煎服。

按语：顾师通治方思想是其在长期临床实践中逐步形成的，具有很强的针对性和实用性，临床效果确切，便于掌握运用。笔者认为整理和提炼顾师临床实践经验，并在此基础上形成完整的学术思想，对继承名老中医学术思想是一件有意义的事情。

顾师曰：通治方是从辨病与辨证相结合的思路上得来的。现代医学所称的每一种疾病，从中医学的角度来看，则具有多个不同的证型，有的还牵连到多个脏腑。如咳嗽有内伤、外感，且五脏六腑皆有咳，其处方用药则有所不同。但总的来说，咳嗽总是离不开肺系的病变。中医对各种证型的咳嗽，其处方用药虽各有不同，但治疗肺系病变的用药是少不了的，因此考虑到现代医学的辨病，采用一基本方，然后在此方的基础上进行辨证用药，这样双重结合，可提高疗效，这也是传统医学与现代医学的初步结合。

水蛭临床运用体会

顾中欣

水蛭为环节动物水蛭科蚂蟥的干燥全体,具破血逐瘀、散瘀通经之功,入肝、膀胱经。笔者运用水蛭治疗多种疾病的疗效颇佳。

一、临床病例

1. 脑溢血

李某某,男,58岁,干部,1991年1月8日初诊。

患者素有高血压病史10余年,1月7日下午突然右侧头痛,继则左手不能握物,行动不便,左下肢乏力,经××医院头颅CT平扫检查提示右侧外囊区出血,诊为"脑溢血"而收住本院治疗。观其舌有紫气,且舌体右偏,苔薄白,脉弦滑,证属痰血瘀阻脑络,急拟活血化瘀、逐瘀通络法治之。西医给予抗炎、维持疗法等治疗。

天麻10 g　　川牛膝10 g　　豨莶草10 g　　杜仲10 g
石菖蒲10 g　　丹参15 g　　鸡血藤15 g　　生南星5 g
三七粉5 g(吞服)　　生水蛭粉5 g(吞服)
蜈蚣2条　　红枣5枚
日1剂,水煎服。

连服 15 剂后，舌质红润，舌偏已正，左上肢麻木基本消失，于 1 月 31 日出院。复查头颅 CT：右外囊区血肿已基本吸收。以原方出入调治月余而安。

笔者亦曾用本方治疗脑血栓形成而致中风者，其疗效亦佳。

2. 肝硬化

黄某某，男，61 岁，干部，1990 年 9 月 17 日初诊。

患者肝硬化病史已 5~6 年，曾在市××医院反复治疗未见显效。近半月来自觉肢体乏力，脘腹饱胀，纳少。腹大，脐突筋露，全身消瘦，苔薄白，舌质紫，脉细涩。腹部 B 超提示：肝硬化，门脉高压，脾肿大，重度腹水。证属肝脾失调，气血瘀阻，发为痞气，拟活血化瘀、健脾逐水法治之。

黄芪 30 g　　绞股蓝 30 g　　丹参 15 g　　黑白丑 10 g
莪术 10 g　　生鸡内金 10 g　　陈瓢 10 g　　生山楂 15 g
生薏苡仁 15 g　　茯苓 12 g　　甘遂 5 g　　水蛭粉 5 g（吞服）
蝼蛄 1 对　　红枣 5 枚

日 1 剂，水煎服。

随证加减连服 50 余剂，腹水消退，精神、食欲转佳，活动自如而安。

3. 高血压、冠心病、窦房结功能低下

徐某某，女，64 岁，退休工人，1991 年 4 月 20 日初诊。

患者有高血压病史 10 余年，近 6 年来时有头昏、胸闷、心悸，今年 1 月在上海突感头昏，两目发黑，视物不清，心悸，胸闷欲脱，四肢麻木，颤动不止，遂至上海某医院急诊，诊为：高血压、冠心病、窦房结功能低下。至 4 月中旬诸症缓解出院回仪而来我院治疗，见其诸症同前，精神紧张，头晕欲仆，目不敢睁，舌红，光剥无苔，脉细缓，即给予扩血管、改善冠脉供血等对症治疗，中药给予养阴息风剂治疗月余，虽有效而不显，患者心率仍缓慢，40 次/分，仍需以阿托品维持。遂改投益气活血佐以养阴之剂治之。

天麻 10 g　　钩藤 10 g　　石菖蒲 10 g　　杜仲 10 g
川芎 10 g　　黄芪 30 g　　绞股蓝 30 g　　生龙骨 30 g
浮小麦 30 g　丹参 15 g　　鳖甲 15 g　　　水蛭粉 5 g（吞服）
甘草 5 g

日 1 剂，水煎服。

随证加减连服 50 余剂，诸症减轻，直至停服阿托品，诸症消失而安。

4. 前列腺肥大

王某某，男，73 岁，退休教师，1991 年 2 月 17 日初诊。

患者素有高血压、冠心病病史，近年来头昏、恶心、心悸、夜寐不宁，小便淋漓变细，每次小便要 20 分钟左右都不能排尽，大便困难，口苦纳差，耳聋健忘，舌紫，苔白腻，脉弦。心电图示：窦性心动过缓，心电轴-43 度，左前分支传导阻滞，S-T、T 波改变，左心房负荷增大。B 超提示：前列腺肥大（4.4 cm×2.8 cm）。诊断为：冠心病，前列腺肥大。证属淋证，痰血瘀阻，拟化痰逐瘀法治之，佐以益气助阳。

生黄芪 30 g　附片 10 g　　当归 10 g　　肉苁蓉 10 g
玄参 10 g　　枳壳 10 g　　大贝母 10 g　石菖蒲 10 g

炮甲① 5 g　　生南星 5 g　　水蛭粉 5 g（吞服）　　茯苓 12 g

日 1 剂，水煎服。

加减连服 20 余剂，患者自觉诸症消失，复查 B 超，前列腺明显缩小（4.1 cm×2.0 cm）。心电图提示各导联趋于正常。

5. 消化道溃疡

张某某，女，36 岁，农民，1989 年 11 月 7 日初诊。

患者胃脘疼痛 3 年余，经常反复发作，经中西药多次治疗未见显效。近日来胃脘胀痛，得温则舒。胃纳欠佳，嗳腐吞酸，舌淡，有紫气，脉细。上消化道摄片提示十二指肠球部溃疡。证属久痛入络，气血瘀阻，脾气久虚，中阳失运，拟法温补脾肾佐以化瘀通络为治。

生黄芪 30 g　　焦三仙各 15 g　　桂枝 10 g　　白芍 10 g

白术 10 g　　乌贼骨 10 g　　白及 10 g　　生鸡内金 10 g

大黄炭 10 g　　茯苓 12 g　　吴茱萸 5 g　　甘草 5 g

水蛭粉 5 g（吞服）

日 1 剂，水煎服。

随证加减连服 20 余剂，诸症悉退，以原方制为丸服用 1 个月而告愈。

二、讨论与体会

张锡纯云："水蛭味咸，色黑，气腐，性平。为其味咸，

---

① 炮甲：指鲮鲤科动物穿山甲的鳞甲用沙炒至鼓起呈金黄色的炮制品。需注意的是，穿山甲 2020 年被列入国家一级保护野生动物，2020 版《中国药典》（一部）未再收录。

故善入血分；为其原为嗜血之物，故善破血；为其气腐，其气味与瘀血相感召，不与新血相感召，故但破瘀血而不伤新血。"脑出血后或脑血栓形成均在脑实质内形成血瘀，使脑血液循环障碍，按中医辨证属瘀血之证。瘀血不除，新血难安。故用水蛭破瘀血而不伤新血，用于治疗该疾病恰合病机。水蛭治疗中风，无论是脑溢血还是脑梗死，其可促进血肿或血栓液化、吸收，促进神经功能的恢复，减少病残率，降低死亡率，而且能防止常规使用脱水剂而造成的血液黏稠度增高的缺点，改善全身血液循环，防止再出血。

水蛭能扩张血管，改善全身各器官的血液循环，增强血行从而改善心功能，所以对心系疾病疗效亦佳。水蛭能改善肝脏血液循环，从而降低门脉高压，减轻渗出性病变，改善腹水。水蛭又能防止肝组织及间质纤维增生而导致的肝硬化，在一定程度上还具有软化肝脏的作用。从临床观察慢性肝炎、肝硬化，无论是虚证还是实证，均有不同程度的瘀血存在，所以均须兼用活血法治疗，故运用水蛭治疗肝脏疾病过程中并未发现引起食管静脉曲张破裂出血，而是发现牙龈出血的患者药后血止，蜘蛛痣、舌质紫斑变浅、变淡或消失，此乃中医所谓瘀血去，血则循经而行，不致溢于脉外而出血也。水蛭具有攻积逐瘀之功效，对某些组织的增生、肥大均有一定的抑制作用，对炎症及溃疡能增加局部血流量，有利于局部的营养供应，增强白细胞的吞噬能力，从而促进炎症的吸收、溃疡的愈合。

《神农本草经百种录》谓："凡人身瘀血方阻，尚有生气者易治，阻之久则无生气而难治，盖血既离经，与正气全不相属，投之轻药则拒而不纳，药过峻又反能伤未败之血，故治之极难。水蛭最善食人之血，而性又迟缓善入，迟缓则生血不伤，善入则坚积易破，借其力以攻积久之滞，自有利而无害也。"

水蛭在临床运用广泛，对多种顽疾均有一定疗效，值得进一步研究探讨。

（郑晓辉、李雪峰整理）

顾中欣主任临床运用对（队）药经验谈

郭尧嘉

顾中欣主任是全国基层名老中医药专家传承工作室指导老师，江苏省名中医，江苏省老中医药专家学术经验继承工作指导老师，扬州市非物质文化遗产"顾氏内科中医术"代表性传人。笔者有幸于2015年跟随顾师学习，耳濡目染，有感于顾师遣方用药之严谨、临床效果之桴鼓，现择顾师临床常用对（队）药，做一分析，以飨同道。

1. 柴胡、延胡索

柴胡，最早记载于《五十二病方》，运用单味柴胡治疗头痛。《神农本草经》中载其"主心腹，去肠胃中结气，饮食积聚，寒热邪气，推陈致新"。医圣张仲景在《伤寒论》及《金匮要略》中数用柴胡，以柴胡为君的柴胡汤类方，在临床上使用，经久不衰。延胡索，性味辛苦温，归肝、脾经，可活血、行气、止痛。《本经逢原》中记载"延胡索色黄入脾胃，能活血止痛，治小便溺血。得五灵脂同入肝经散血破滞"。顾师认为，随着社会生活节奏的加快，罹患肝胃不和之胃脘疼痛者在临床上越来越多。因此，顾师在治疗此类患者遣方用药时往往喜欢以柴胡、延胡索打头，可起疏肝解郁、理气止痛之效。

典型病案：患者，男，23 岁，公司职员。脘腹疼痛 1 年余，频频发作，时有呕吐，或为胃内容物，或为黄色胆汁，嗳气，口干口苦，纳尚可，舌质偏红，苔微黄白，脉细弦。电子胃镜提示胆汁反流性胃炎。辨证属肝胃不和证，治疗予以疏肝理气，和胃止痛为法。

柴胡 10 g　　延胡索 10 g　　制香附 10 g　　炒枳壳 10 g
吴茱萸 1 g　　黄连 6 g　　徐长卿 10 g　　台乌药 10 g
百合 20 g　　茯苓 15 g　　姜半夏 10 g　　陈皮 6 g
浙贝母 10 g　　煅瓦楞子 20 g（先煎）

7 剂过后，患者病情明显缓解，舌质转淡红，去吴茱萸、黄连，再服 14 剂后收功。3 个月后电话随访，胆汁反流性胃炎未再复发。

按语：患者为年轻男性，平素工作、生活压力大，肝气不舒，肝木克土，胃之正常气机受到影响，胃气上逆，则时时呕吐、嗳气，不通则痛，故表现为脘腹疼痛。治疗上应当以疏肝理气、和胃止痛为要务，同时辅以健脾、清热、制酸，诸药合用，则土木调和，诸症自除。

2. 刘寄奴、肿节风

顾师临床常言，中医药里面也有治疗黏膜糜烂、溃疡性病变效果很好的药物，刘寄奴、肿节风就是其中具有代表性的两味药。顾师在临床使用中，不仅将其常规用来治疗胃部病变如胃糜烂、胃溃疡、十二指肠球部溃疡等，而且推而广之，将其用于治疗肠道的糜烂、溃疡，口腔的糜烂、溃疡，特别是复发性口疮等疾病。如果痛甚，配用莪术，则疗效显著。

典型病案：患者，男，55 岁。患有口腔溃疡、糜烂多年，每次发病时，疼痛难忍，影响进食，近半月再次发作，纳呆，寐不安。舌淡红，苔薄白，脉细。辨证属口糜之脾虚湿困，夹热上扰之证，治疗以健脾化湿，益气清热止痛为法。

藿香 10 g　　佩兰 10 g　　生黄芪 30 g　　升麻 15 g

仙灵脾 10 g　刘寄奴 10 g　肿节风 15 g　　莪术 10 g

珍珠母 30 g（先煎）　　草果 5 g　　刀豆子 10 g

焦三仙各 15 g　　　　炙甘草 5 g

2 剂后，患者疼痛明显缓解，7 剂而愈。半年后随访，口糜未再复发。

按语：口糜，临床常见，然易反复。发作时患者往往疼痛难耐，重者不欲言语、不思进食。顾师在临床辨证的基础上，加用刘寄奴、肿节风，可起到快速止痛、缓解临床症状之目的。刘寄奴，味苦，性温，功善活血通经，散瘀止痛，止血消肿，消食化积。肿节风，又名草珊瑚，味辛苦，性平，清热解毒，祛风通络，活血散结。顾师在临床使用上宗国医大师朱良春之经验，肿节风 15 g 以下有扶正之效，大量使用（30 g 以上）则以清热解毒、散结化瘀为主。因此在临床使用上，顾师常根据患者年龄及证型灵活运用，火毒上炎者宜大量使用，年高伴体虚者宜少量使用。

3. 徐长卿、台乌药、百合

徐长卿性味辛、温，无毒，归肝、胃经，有祛风、化湿、止痛、止痒之功。该药最早载于《神农本草经》，称其主"疫疾，邪恶气，温疟"，被列为上品。在顾师看来，徐长卿内服或外用止痛效果均显著，若临证配伍相关药物，其疗效更佳。现代药理学研究表明，徐长卿及其煎剂含有乙酰胆碱、氯化钡、丹皮酚等成分，均具有止痛和解痉的作用。乌药在《本草从新》中有载"上入脾肺，下通膀胱与肾"，可顺气开郁、散寒止痛，临床可用来治疗反胃吐食、胸腹胀痛。百合可养阴消热、清心安神，对脘腹痛患者可起调中理气、扶土抑木之效。顾师认为，三药合用，可用于多数脘腹疼痛不适患者。

典型案例：患者，男，44岁。诉腹部疼痛间作已半年余，偶或痛泻，食纳尚可，多次腹部CT及胃肠镜检查均未见明显异常，舌淡苔白，脉细。诊为肝郁脾虚证，予以疏肝解郁、健脾止痛。

柴胡10 g　　延胡索10 g　　徐长卿10 g　　台乌药10 g
百合20 g　　党参15 g　　　防风10 g　　　蝉蜕5 g
炒白术15 g　炒白芍12 g　　茯苓15 g　　　乌梅10 g
甘草6 g

每日1剂，水煎服。患者7天后复诊，诸症均明显好转。为巩固治疗，上方稍做调整再续7剂，腹痛诸症皆消。

按语：顾师常谓徐长卿似乎可对应于西医之镇痛药，临床与乌药、百合配伍，结合辨证治疗疼痛之疾，确有佳效。该案例中，徐长卿与乌梅相伍，可调整机体的适应性，促进肠胃的消化吸收，尽快改善腹泻的临床症状。

4. 生鸡内金、生山药

生鸡内金、生山药药对，源于张锡纯所著《医学衷中参西录》。生山药补胃阴、肾阴可以资血安血，生鸡内金健脾生血的同时亦善通血，与生山药并用，健脾益肾，调和气血，多用于消渴、虚劳、女子血枯不月、劳瘵羸弱、痰喘咳嗽、饮食减少、阳虚、胁下作痛、腹胀大便不通、胃气逆而不降、血淋、脑充血兼偏枯等。《医宗必读》言"脾胃为后天之本",《素问·平人气象论》言"平人之常气禀于胃,胃者平人之常气也,人无胃气曰逆,逆者死"。因此顾师在临床上一向重视对于中焦脾胃的健运,几乎每方都会伍以生鸡内金、生山药。特别是在治疗"女子病"时,更是取其培补先天后天、调和一身气血之效。

5. 辣蓼、山栀

栀子辣蓼汤是民间流传已久的经验方,由来俊英等用来治疗卵巢囊肿,取得较好疗效。方中辣蓼味辛、苦,性微寒,功能为清热利湿、杀虫止痒,临床用于治疗胃肠湿热、下痢、皮炎、湿疹。栀子味苦,性寒,入心、肺、肝、胆经,能清热利湿除烦、凉血祛瘀、消肿止血。顾师采纳前人经验,结合自身认识,临床上创新将其应用于治疗各种囊肿病变(肝囊肿、肾囊肿、乳腺囊肿等),长期服用,均可取得较佳疗效。

典型病案:患者,女,36岁,工人。经行乳房胀满不适,小腹坠胀,下身瘙痒,余无他苦,舌淡红,苔薄白,脉弦细。乳腺 B 超提示双侧乳腺囊肿,大小为 2~3 cm。证属肝郁气滞,湿热下注,治以疏肝行气,清热利湿。

辣蓼 20 g　　山栀 10 g　　柴玄胡各 10 g　　制香附 10 g
炒枳壳 10 g　　土茯苓 20 g　　墓头回 10 g　　蛇床子 10 g
蜀羊泉 10 g　　生薏苡仁 30 g　　败酱草 15 g　　鱼腥草 20 g
黄柏 10 g　　王不留行子 10 g　　川牛膝 10 g

鸡冠花 10 g　甘草 6 g

患者坚持服用此方加减调治 2 月余，不仅诸症悉除，再次在我院行 B 超检查，提示乳腺囊肿明显减小，大小为 1～1.5 cm。

按语：辣蓼、山栀虽系民间验方，但临床应用，效果明显。其可用于一身囊肿性病变。这可能与囊肿多由气滞血瘀所致，而两药合用，恰可化瘀消肿、清热燥湿，长期应用，自可气滞散而瘀血消有关。

顾中欣名老中医临床运用虫类药物经验浅谈

郭尧嘉

顾中欣主任是全国基层名老中医药专家传承工作室指导老师,江苏省名中医,江苏省老中医药专家学术经验继承工作指导老师,扬州市非物质文化遗产"顾氏内科中医术"代表性传人。笔者有幸于 2015 年跟随顾师学习,耳濡目染,有感于顾师遣方用药之严谨、临床效果之桴鼓,现择顾师临床常用虫类药物,做一分析,以飨同道。

虫类药物有广义与狭义之分,广义虫类药物是指药用动物的一部分,包括药用动物机体全部、局部及其产物,如在近代中医大家朱良春所著《虫类药的应用》一书中泛指动物药;而狭义虫类药物指昆虫、环节动物、节肢动物、两栖动物以及小型爬行类、哺乳类动物,本文所指的虫类药物是指广义虫类药物,种类繁多,是传统中医药的重要组成部分。

《五十二病方》是最早记载虫类药物的著作。《神农本草经》中记载有 67 种动物类药物,《本草纲目》中收载有 461 种动物类药物。

虫类药物具有破积消症、活血祛瘀、宣风泄热、搜风剔络、消痈散肿、生肌收敛、行气和血、补益培本等独特的功效和治疗作用，因其为血肉之品，有情之物，性喜攻，逐走窜，通经达络，搜剔疏利，无处不至；又与人类体质比较接近，容易被吸收和利用，效用佳良而可靠，能起到挽澜之功，乃草木、矿石之类所不能比拟，且虫类药物药源丰富，而被临床广泛使用。

顾师临床常用虫类药物主要有：水蛭、地龙、僵蚕、五倍子、蝉蜕、地鳖虫、蜈蚣、乌梢蛇、白花蛇、九香虫、玄驹、蜂房、龟甲、鳖甲、五灵脂、刺猬皮、龙骨、牡蛎、石决明、鸡内金、五谷虫、海马、穿山甲等。

下面就其中几种药物作详细介绍。

1. 水蛭

水蛭为蚂蟥的干燥全体。性味咸苦平，归肝经，功效为破血通经、逐瘀消症，主治血瘀经闭、症瘕痞块、中风偏瘫、跌扑损伤。现代药理研究：自19世纪80年代开始研究，水蛭具有抗凝、抗血栓、抗炎、抗肿瘤、抗纤维化、脑保护等多种药理作用。

临床案例：孔某某，男，62岁。素有高血压、脑梗死病史7年余。近因突然言语不清，伸舌困难，继则不能讲话发音而于1992年4月1日来院急诊。症见右侧鼻唇沟稍浅，伸舌不能，悬雍垂及舌体左偏，双侧肢体肌力对称，舌红，苔白腻，脉弦滑。头颅 CT 平扫提示：左侧额叶见 $6.0\ cm \times 3.0\ cm$ 片状高密度区，内缘带状低密度水肿影包绕，左侧基底节区见 $2.2\ cm \times 1.5\ cm$ 形态不规则低密度区，右侧基底节区亦可见散在斑点状直径小于 $1.0\ cm$ 低密度区，左侧脑室受压变窄，中线结构移位不明显。

西医诊断为左侧额叶脑内血肿，两侧基底节区多发性脑梗死。中医诊断为中风，痰血阻络证。急拟豁痰逐瘀通络之剂：自创蛭星元龙汤。

生水蛭 10 g　生南星 5 g　　明天麻 10 g　双钩藤 10 g
川芎 10 g　　丹皮 10 g　　石菖蒲 10 g　绞股蓝 30 g
丹参 20 g　　蜈蚣 2 g　　　豨莶草 15 g　制大黄 5 g

日 1 剂，水煎服。西药以抗炎、脱水配合治疗 1 周。经治月余，患者自觉症状消失，言语清楚，生活完全自理而出院。

按语：脑梗死的发生与供应血管本身病变、血管内血液成分改变及血流动力学改变等三大因素相关。本病属中医学"中风""眩晕"范畴，病位在心、脑，与肝、肾、脾有关；痰、瘀、毒、风、火、气是其最常见的病理因素，痰瘀互阻乃中风的基本病理环节。蛭星元龙汤中，生水蛭破血通经、逐瘀消积，生南星通经络、祛风、燥湿化痰，二者相伍为君，共奏祛风化痰、活血通络之功；臣以蜈蚣，性咸寒，善走窜，搜风剔络，发挥破血通经逐瘀之效；绞股蓝、豨莶草益气化瘀；川芎、丹皮、丹参活血化瘀通络，天麻、钩藤祛风通络平肝，改善脑供血，石菖蒲逐痰开窍，制大黄泻腑通滞。诸药合用，共奏祛风化痰、活血通络之功。

2. 蝉蜕

蝉蜕为蝉科昆虫黑蚱羽化后的蜕壳。性味甘咸凉，归肺、肝经，功效为疏散风热、利咽开音、透疹、明目退翳、息风止痉，主治风热感冒、温病初起、咽痛音哑、麻疹不透、风疹瘙痒、目赤翳障、急慢惊风、破伤风证、小儿夜啼不安。

现代药理研究：蝉蜕具有抗惊厥、镇静止痛、镇咳、祛痰、平喘、解痉、抗感染、抗氧化、抗肿瘤、抗凝、保护心脑血管等多种药理作用。

临床案例：贾某，女，54岁。心悸反复发作3年，发作时胸闷气急、面色苍白、四肢不温，舌淡苔白，脉象虚弱。查心电图示：室上性心动过速。

西医诊断为室上性心动过速。中医诊断为心悸，心阳不振证。

蝉蜕20 g　　桂枝10 g　　附子10 g　　党参15 g
煅龙骨30 g（先煎）　　煅牡蛎30 g（先煎）
炙甘草6 g

服药1剂后即觉心悸好转，再服4剂，诸症悉解，复查心电图正常。

按语：顾师认为，阵发性心动过速属中医"心悸"范畴，临床上大致可分为心虚胆怯、心血不足、阴虚火旺、心阳不振、水饮凌心、心血瘀阻等证型。现代药理研究证实蝉蜕有镇静作用，与其他各药配伍可用于各型心动过速的治疗，皆能取得满意效果。

3. 九香虫

九香虫又称"臭板虫""屁巴虫""打屁虫"。性味咸温，归肝、脾、肾经，功效为理气止痛、温中壮阳，主治慢性胃炎、慢性肝炎、慢性支气管炎、血管瘤、腰痛、阳痿。

现代药理研究：九香虫具有抗炎、镇痛、抗肿瘤等药理作用。

临床案例：张某某，女，63岁。胃脘不适、隐痛已反复年余，近日加重，胃纳尚可，因胆石症于10多年前行胆囊切除术，舌淡红，苔白，脉细。电子胃镜示：慢性胃炎，胆汁反流。

西医诊断为胆汁反流性胃炎、胆囊切除术后。中医诊断为胃脘痛病，肝胃不和证。治以疏肝理气，和胃止痛。

柴胡 10 g	延胡索 10 g	制香附 10 g	炒枳壳 10 g
沉香 5 g	降香 10 g	吴茱萸 5 g	黄连 6 g
徐长卿 10 g	乌药 10 g	八月札 10 g	九香虫 10 g
茯苓 15 g	姜半夏 10 g	青皮 6 g	陈皮 6 g
地龙 10 g	虎杖 15 g	蒲公英 15 g	乌贼骨 15 g
浙贝母 10 g	炮姜炭 10 g	煨木香 10 g	鸡内金 10 g
五谷虫 15 g	甘草 6 g		

按语：此例患者病情日久，中阳不足，故而在疏肝和胃的基础上加用可温中止痛的九香虫，恰对病机。与此同时，顾师在此基础上还运用了制酸和胃的乌贼骨、化痰通络的地龙、消滞开胃的五谷虫。全方诸药合用，木舒土运，诸症得解。

4. 玄驹

玄驹出自《本草纲目》，为《四川中药志》记载的蚂蚁之别名。性味甘咸平，归肝、肾经，功效为祛风通络、化痰消癥、益肾壮阳，主治类风湿性关节炎、强直性脊柱炎、手足麻木、失眠、健忘、耳鸣。现代药理研究：玄驹具有抗炎、解痉、调节免疫、抗衰老等药理作用。

临床案例：吴某某，女，52 岁。患有类风湿性关节炎多年，现双手关节屈伸不利，腰酸疼痛，乏力，纳寐尚可，二便尚调，舌淡，苔薄白，脉沉细。

西医诊断为类风湿性关节炎。中医诊断为痹证，气血亏虚、寒湿痹阻证。治以散寒除湿，补益气血。

制二乌 200 g　全当归 150 g　鹿角片 120 g　木瓜 20 g
川怀牛膝各 120 g　　　　　白花蛇舌草 120 g
全虫 80 g　蜈蚣 50 g　楮实子 200 g　五味子 200 g
山药 200 g　川芎 100 g　丹参 150 g　海风藤 200 g
威灵仙 300 g　生黄芪 300 g　玄驹 100 g　仙灵脾 150 g
鹿衔草 200 g　补骨脂 150 g　紫河车 100 g　菟丝子 200 g
紫石英 200 g　路路通 100 g　生鸡内金 100 g　直须 100 g
炒麦芽 200 g　马钱子 10 g

以上药物共研为细末，水泛为丸，每次 10 g，每日 2 次。

按语：该复方中，顾师大量使用虫类药物，充分发挥其活血祛瘀、宣风泄热、搜风剔络、消痈散肿、行气和血、补益培本的独特功效，对于治疗痹证，有着植物类药物难以比拟的治疗作用。

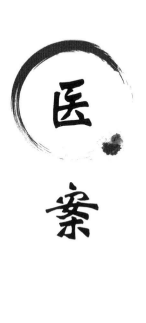

医案

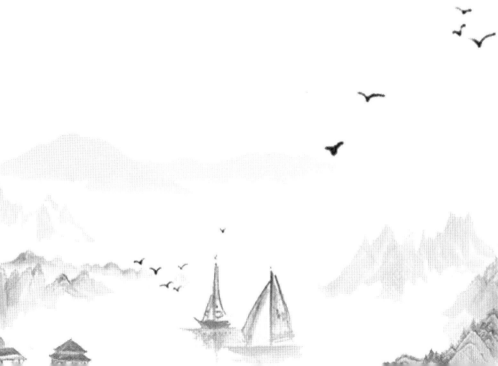

医案 1　胃络痛案

聂某，女性，42 岁。半年前外院胃镜检查，确诊为慢性萎缩性胃炎伴糜烂，幽门螺杆菌（Hp）阳性。病理示中重度不典型增生伴肠上皮化生。服用疏肝和胃、理气止痛的方药治疗，同时予以抗 Hp 治疗，1 周后症状大减，2 周后症状消失，遂改用健脾益气中药水泛丸。6 周后出现胃脘闷胀、纳呆、心烦不寐、胃痛隐隐、咽干的症状，复查胃镜提示胃黏膜充血水肿加重，病理示重度不典型增生伴肠上皮化生。于 2017 年 11 月 10 日转至我院就诊。观其面色萎黄，舌体胖而有齿痕，舌质光红无苔，紫气隐隐，脉细涩。细审病机，证属气阴两虚，胃络瘀阻。治以益气养阴、化瘀解毒剂。方选舒胃消萎汤加减。

太子参 20 g　炒白术 15 g　麦冬 15 g　三七 15 g
三棱 15 g　莪术 15 g　仙鹤草 15 g　生黄芪 30 g
半枝莲 30 g　白花蛇舌草 30 g　蒲公英 30 g　炙甘草 6 g
徐长卿 10 g　天花粉 10 g

10 剂，日 1 剂，水煎分 2 次服。

10 日后，症状减轻，改服舒胃消萎散，每日 2 次，每次 10 g，姜枣汤调服，连续半年。复查胃镜及病理示：慢性萎缩性胃炎伴轻度肠上皮化生。

按语：该患者为萎缩性胃炎，常规健脾益气无效，观其舌有紫气，结合顾师萎缩性胃炎"瘀""痈"的理论，益气养阴，化瘀解毒，故收奇效。

（李雪峰、钱洲、叶莎莎整理）

医案 2　胃癌案

付某，男，54 岁，安徽人。2010 年 3 月 21 日来诊。症见胃脘胀痛，伴嗳气，食后加重，食纳尚可，无其他不良反应，唯脉来弦实有力，与症不符，劝其立即检查防患于未然。半月后，患者因病情加重复诊，方知未遵医嘱，轻视病情，诊得其脉，惶惶然如循刀刃，再三嘱咐，患者才行胃镜检查。胃镜示进展期贲门癌。病理示贲门腺癌。患者去南京行手术切除，出院后来仪，脉象沉细无力，此为邪去正安之象，为脉之顺证，提示暂无生命危险，为缓解化疗之副作用，治以健脾和胃、化瘀消痈之法，处方如下。

苦参 20 g　槐花 10 g　甘草 15 g　藏红花 5 g
茯苓 20 g　乌贼骨 15 g　败酱草 20 g　豆蔻 15 g
白蔹 25 g　麦芽 15 g　扁豆 15 g　瓦楞子 20 g
芡实 15 g

上方加减共服药半年余，症情比较稳定，患者食欲可，偶有胃脘闷胀不适感，嘱其定期复查胃镜，病情变化随时就诊，该患者至今保持良好。

按语：患者术后，但有瘀阻之象，手术伤气，脾胃亏虚，治当健脾和胃，但同时需化瘀，遵顾师意，加消痈之法。

（李雪峰、严华、郑晓辉整理）

医案 3　胁痛案 1

夏某，男，49 岁，汽车厂职工。初诊日期：2017 年 6 月 15 日。

主诉：右胁隐痛不适 3 年余。

病史：患者体检发现乙肝表面抗原阳性多年，近 3 年间断右上腹隐隐不适，乏力，胃脘痞胀，纳谷欠馨。检查发现谷丙转氨酶（ALT）轻度反复升高，未重视，予护肝片间断口服。2017 年 6 月 14 日查肝功能提示：谷草转氨酶（AST）185 U/L，谷丙转氨酶（ALT）205 U/L，γ-谷氨酰转移酶（GGT）832 U/L，总胆红素（TBIL）20.9 mol/L。超声提示肝损害，胆囊壁毛糙。

诊查：舌尖红，苔薄白，脉细弦。面色晦暗，全身无黄染，无肝掌、蜘蛛痣，无肝脾肿大。

临床分析：肝喜条达，主疏泄，肝气郁滞，气机不畅阻滞，不通则痛，发为胁痛。气机久郁化火灼阴，见舌尖红。肝气横逆犯胃，胃气不和，发为胃脘痞胀，纳谷欠馨。患者病位在肝，与脾胃密切相关。证属肝胃不和。治当清肝和胃。处方如下。

茵陈 15 g　　党参 15 g　　生黄芪 20 g　　茯苓 15 g
五味子 20 g　垂盆草 15 g　叶下珠 15 g　　炒白术 15 g
炒白芍 15 g　三棱 6 g　　　莪术 6 g　　　丹参 15 g
楮实子 10 g　生鸡内金 10 g　焦三仙各 20 g　甘草 6 g
14 剂，日 1 剂，水煎分 2 次服。

二诊：胃脘痞胀稍好转，小便偏黄，舌尖红，苔薄白，脉细弦。

茵陈 15 g　　党参 15 g　　生黄芪 20 g　　茯苓 15 g
五味子 10 g　垂盆草 15 g　叶下珠 15 g　　炒白术 15 g
炒白芍 15 g　三棱 6 g　　　莪术 6 g　　　丹参 15 g
楮实子 10 g　生鸡内金 10 g　甘草 6 g　　　丹皮 10 g
14 剂，日 1 剂，水煎分 2 次服。

三诊：胃脘胀满明显好转，纳食较前好转。复查肝功能：AST 104 U/L，ALT 89 U/L，GGT 480 U/L，TBIL 17.8 mol/L。舌红，苔薄白，脉细弦。原方有效，调整继服1个月。

茵陈 15 g　　党参 15 g　　生黄芪 20 g　　茯苓 15 g
五味子 6 g　　垂盆草 10 g　　叶下珠 10 g　　炒白术 15 g
炒白芍 15 g　　丹参 15 g　　楮实子 10 g　　生鸡内金 10 g
甘草 6 g　　当归 10 g　　麦冬 10 g

14剂，日1剂，水煎分2次服。1个月后复查肝功能基本正常。

按语：本病患者以"右胁隐痛"为主诉，病属胁痛，病位在肝，病毒性肝炎属于中医"疫毒""胁痛"范畴。患者体内湿热过重，湿热疫毒之邪内侵，导致肝郁脾虚、肝气郁结，肝胃不和是本病的病机关键，治疗当以疏肝理气和胃，佐以清热解毒、活血健脾。茵陈可清利湿热，生黄芪可固表止汗，茯苓可活血通络、益肺补脾，五味子可益气生津，垂盆草、叶下珠、楮实子可清热解毒，炒白术可补肾护脾，炒白芍可柔肝，三棱、莪术可活血行气止痛，丹参可祛瘀止痛、除烦安神。《难经·七十七难》谓："见肝之病，则知肝当传之与脾，故先实其脾气。"对肝病的治疗，在治肝的同时当重视健脾，脾主运化，脾虚不运，则生痰生湿，故用党参、炒白术、生鸡内金、焦三仙健脾益气、化湿和胃，则已病可治，未病可防。甘草则调和诸药，共奏活血化瘀、护肝健脾之效。肝为刚脏，体阴用阳，三诊肝热减轻，故配以当归、麦冬养阴柔肝，防理气伤阴。此外，顾老注重结合现代药理学研究：白芍、茯苓中有效成分可改善肝脏微循环、提高人体免疫力,起到降酶保肝等效果;五味子有保护肝细胞、降低转氨酶水平的作用,但突然停服可致转氨酶反弹升高,应徐徐减量。

(王燕、叶莎莎、钱洲整理)

医案 4 胁痛案 2

周某,女,46 岁,在职员工。2016 年 10 月 27 日初诊。

主诉:脘腹不适月余。

病史:患者自觉右侧胁肋不适不显,胃脘仍稍感不适,下腹部指压疼痛,舌淡,苔薄白,脉细弦。查腹部 B 超示胆囊炎,胆囊息肉(7 mm×4 mm)。中医诊断为胁痛病,肝胃不和证。治以疏肝利胆、和胃止痛。处方如下。

柴玄胡各 15 g	郁金 15 g	姜黄 10 g	僵蚕 10 g
乌梅 6 g	土茯苓 15 g	蜀羊泉 15 g	生薏苡仁 30 g
红藤 20 g	金钱草 20 g	海金沙 15 g(布包)	
吴茱萸 3 g	黄连 6 g	生鸡内金 15 g	山药 20 g
土贝母 10 g	皂刺 10 g	地龙 10 g	甘草 6 g

7 剂,水煎服,日 1 剂。复诊,患者自诉脘腹觉舒,再进 7 剂以巩固疗效。后以此方为基础,共进方剂约 60 剂,复查 B 超示胆囊息肉变小(4 mm×3 mm)。

按语:胆囊息肉样病变是泛指起源于胆囊壁并向胆囊腔内呈息肉状生长的所有非结石性病变的总称。在中国,随着 B 超技术的普及,胆囊息肉样病变的检出率越来越高,其临床、病理特点和手术时机选择得到广泛的研究。如胆囊息肉直径大于 1 cm,最好先行手术治疗,以杜绝癌症的发生。顾师认为,胆囊息肉的发病是由于情志失调(压抑、抑郁、易怒)、饮食所伤(过食肥甘厚腻、过量饮酒)、劳逸过度(劳累过度、劳神过度、安逸过度)、感受外邪(暑湿、风寒)等所致。肝胆疏泄失职、气机阻滞、血行不畅、湿热蕴结、胆汁泌排不利、瘀血内停,日久形成症瘕、积聚之症,虚实夹杂。治疗时,宜辨明标本,分清虚实,予以疏肝利胆、和胃止痛为大法。在用药上,顾师喜用僵蚕、乌梅为伍,乌梅性平,味酸涩,归肝、脾、肺、大肠经,具有敛肺、涩肠、生津、安蛔等功效。《神农本草经》载有梅实"死肌,去青黑痣"的功效。僵蚕性平,味辛,归肝、肺、胃经,可祛风解痉、化痰散结、清热解毒。顾师用之消除胆内之"痈",亦即息肉。然临床上对于此类患者的治疗,贵在长期坚持,方能取得较为满意的效果。

(郭尧嘉、王燕、钱洲整理)

医案5　肝瘟案1

方某,男,17岁,学生。右上腹胀痛,全身乏力,纳呆目黄,尿黄赤,伴恶寒发热4天,苔白腻微黄,脉细数。查体:两目黄染,腹平软,肝肋下3 cm,剑突下4.5 cm,质软,明显触痛。肝功能:总胆红素35 μmmol/L,直接胆红素15 μmmol/L,谷丙转氨酶210 U/L,谷草转氨酶198 U/L,谷氨酰转肽酶178 U/L。甲肝病毒:阳性。诊断为急性甲型肝炎。证属湿热交阻,蕴结中焦,熏蒸肝胆,胆汁渗于肌肤发为黄疸。治拟清利湿热为法,佐以活血药治之。

茵陈 30 g	山栀 10 g	大黄 10 g	黄柏 10 g
赤芍 10 g	白芍 10 g	升麻 10 g	板蓝根 15 g
茯苓 12 g	丹参 15 g	红藤 10 g	生鸡内金 10 g

生山楂 15 g　　桃仁 10 g

日服 1 剂，随证加减，连服 20 剂，复查肝功能正常，症状皆除。

按语：本例应为黄疸之阳黄，治当清化湿热，方以传统名方茵陈蒿汤加味。此外，顾师在治疗肝炎急性期时，喜酌加活血降酶之品，如本方中赤芍、丹参、红藤、桃仁、生山楂。肝主藏血，肝脏的血液循环非常丰富，其血容量相当于人体血液总量的 14%。通过活血药物的使用，有利于清化湿热，促进肝酶恢复正常。而板蓝根，根据现代药理研究，其主要成分板蓝根多糖，对于肝炎病毒具有非常好的抗病毒作用，也体现了顾师临床治疗疾病，常辨病、辨证相结合的特点。

（严华、郑晓辉、李雪峰整理）

医案 6　肝瘟案 2

李某，男，48 岁。曾于 1999 年患急性肝炎，经当地卫生院治疗而诸症缓解。近 2 个月来自觉两胁疼痛，饮食欠佳，入寐多梦，腹部胀痛，四肢乏力，舌有紫气，苔薄，脉细弦。肝功能：谷丙转氨酶 207 U/L，乙型肝炎表面抗原（HBsAg）为阳性。证属肝郁气滞，拟疏肝理气，结合活血化瘀治之。

柴胡 10 g　　枳壳 10 g　　当归 10 g　　丹参 10 g

川芎 10 g　　生黄芪 20 g　生鸡内金 10 g　莪术 10 g

鳖甲 15 g（先煎）　　　茯苓 15 g　　五味子 10 g

山药 30 g　　红枣 5 枚

日 1 剂，加减调治月余，复查肝功能全部正常。

按语：慢性肝炎患者因病程迁延，常伴肝郁不舒，而致气滞，症见胁肋胀痛、嗳气等；气行不畅，血行受阻，缓而瘀滞，多伴血瘀，可见胁肋刺痛、舌紫、舌下脉络瘀阻等。顾老临证中常用疏肝理气、活血化瘀之法，可取奇效，如瘀滞明显，甚至加用三棱、莪术等破瘀之品。顾老临证常说，慢性肝炎迁延不愈，活血化瘀之类药物见瘀证可用，有时无瘀证可见，也需酌情加用，即所谓久病必瘀。

（郑晓辉、严华、李雪峰整理）

医案 7　鼓胀案 1

陈某，女性，76 岁。2012 年 3 月 10 日初诊。

患者有"血吸虫肝病"史 40 余年，近 1 年来时觉腹胀，肢肿尿少，间断服药治疗，症情无明显缓解。近 1 个月来腹大胀满疼痛，腹壁青筋显露，口干而不欲饮，面色晦暗，肢肿尿少，舌质紫，苔薄白，脉细涩。B 超示血吸虫性肝损害，腹水，脾肿大，门静脉高压。证属脾肾阳虚，水湿内聚，络脉滞涩，给予温肾活血、化气利水为治法。

参须 15 g	泽泻 15 g	冬瓜子 15 g	冬瓜皮 15 g
楮实子 15 g	大腹皮 15 g	鹿角片 12 g（先煎）	
仙灵脾 12 g	茯苓 10 g	泽兰 10 g	当归 10 g
生鳖甲 10 g（先煎）	车前子 10 g（包煎）		
薏苡仁 30 g	赤小豆 30 g	益母草 30 g	三棱 6 g
莪术 6 g	甘草 6 g		

5 剂，常法煎服，每日 1 剂。

二诊：2012 年 3 月 15 日。服药以来，腹胀减，小便量增多，诸症随之而减，舌质淡紫，苔薄白，脉沉细。上方加五味子 3 g，川桂枝 10 g。14 剂。

三诊：2012 年 3 月 29 日。药后腹水消退，纳谷增，大便日行1次。以上方稍作加减继治,服药30剂后症状已近消失,予丸药善后。

按语:鼓胀因血吸虫感染,虫毒阻塞经隧,脉道不通,久延失治,肝脾两虚,形成症积,气滞络瘀,清浊相混,水液停聚而成。方中参须、鹿角片温补脾肾,茯苓、泽泻、冬瓜子、冬瓜皮、薏苡仁、车前子、大腹皮健脾利湿,楮实子、泽兰、益母草化瘀利水,生鳖甲、三棱、莪术、当归化瘀散结。方中加入五味子,考虑水为阴邪,得阳则化,故多选用滋阴生津而不黏腻助湿之品。

(李雪峰、严华、钱洲整理)

医案8 鼓胀案2

黄某,男,61岁,干部。肝硬化病已至6年,曾在市人民医院多次治疗未见显效。近半月来自觉肢体乏力,脘腹饱胀,纳差腹大,脐突筋露,全身消瘦,舌紫,苔白,脉细涩。B超提示:肝硬化,门静脉高压,脾肿大,重度腹水。证属肝脾失调,气血瘀阻,发为鼓胀,拟活血化瘀、健脾逐水法治之。

生黄芪30 g　　丹参15 g　　党参15 g　　茯苓12 g
甘遂5 g　　黑白丑12 g　　水蛭粉5 g(吞服)
莪术10 g　　生鸡内金10 g　　生山楂15 g　　蝼蛄1对
薏苡仁15 g　　陈瓠10 g　　大枣5枚

随证加减,共服50余剂,腹水消退,精神转佳。

按语:本例为肝硬化失代偿期,腹水,证属肝脾失调,气血瘀阻,遵顾师意,健脾逐水加活血化瘀,尤其加水蛭粉吞服,有破血逐瘀、消瘀通经之效。

(郑晓辉、李雪峰、严华整理)

医案 9　肠痈案

李某，女，48岁。右下腹痛已周余，伴恶寒发热，泛泛欲吐，不思饮食，大便5日不解，尿黄赤，右下腹麦氏点可扪及一约5 cm×4 cm包块，拒按，有反跳痛。血白细胞1.45×10^9/L，中性粒细胞百分比82%，淋巴细胞百分比18%。超声波探查右下腹探及6 cm×4.5 cm包块。诊断为阑尾周围脓肿。苔白中黄腻，脉数。拟方如下。

红藤30 g　　败酱草30 g　　赤芍10 g　　冬瓜子15 g
生薏苡仁15 g　炮山甲10 g　　丹皮10 g　　桃仁10 g
木香6 g　　　大黄10 g（后下）　　　　　甘草5 g

日1剂，水煎服，前后共服9剂，热退痛消，包块基本消失而愈。

按语：本例为阑尾周围脓肿，本应手术，但外科考虑其体质太虚，延余治疗，遂给予清热解毒、化瘀排脓剂，效佳。

（钱洲、李雪峰、叶莎莎整理）

医案 10　便秘案

蔡某，女，74岁，家庭主妇。初诊日期：2015年12月。

主诉：大便难解数年，加重2个月。

病史：患者大便难解，依赖于开塞露已数年有余。近2个月来症状加重，每每多次使用开塞露方能排便，大便细，不硬，伴腰背酸冷，时而眼睑浮肿。查血常规、尿常规正常。电子肠镜示正常肠黏膜。

诊查：舌淡，苔薄白，尺脉沉细。腹部阴性，未查见异常。

临床分析：该患者大便难解，却大便不硬，近期出现腰背酸冷、眼睑浮肿，结合舌脉，辨为肾阳不足，命门火衰，不能蒸化津液温润肠道，导致大肠传导失常，治以益气温阳、润肠通便。

生黄芪 20 g　　党参 15 g　　全当归 15 g　　生白芍 30 g
防风己各 10 g　　全瓜蒌 20 g　　紫菀 10 g　　泽泻 20 g
生薏苡仁 30 g　　山药 10 g　　仙灵脾 10 g　　鹿衔草 10 g
制大黄 10 g　　炒枳壳实各 10 g　　　　决明子 10 g
甘草 6 g

5 剂，水煎服，日 1 剂。

按语：虚秘是指大便秘结不通，排便时间延长，或欲大便而艰涩不畅，同时兼有虚证的一种病证。正常情况下，饮食入胃，经脾胃运化、吸收其精华后，所剩糟粕由大肠传送而出。肺为华盖，主一身之气，肺与大肠相表里，肺之肃降与大肠传导息息相关，肺气壅滞，气机升降失常，则大肠传导迟滞；肺为水之上源，脾之运化水液的作用，有赖于肺气的宣发和肃降功能的协调，肺失宣降，水液不行，则肠道干枯，便干难行。肾主五液，司二便，肾阴不虚则精血充足，津液不枯，大肠自能得其濡润。肾之阴阳虚衰，肾精亏耗，肠津涩少，肠道失润，则便干难解；肾阳不足，命门火衰，不能蒸化津液温润肠道，大肠传导失常则便秘。临床上老年人及久病、产后多见虚秘。其病在大肠，与肺、脾、肾密切相关。根据"虚者补之，损者益之"的原则，治疗以扶正补益为大法，根据气虚、血虚、阴虚、阳虚的不同而辨证施治。临床上相当一部分患者仅有便秘症状，无其他症状可辨。除了仔细询问病史外，还应结合舌脉来辨证。顾师用生黄芪、党参补气，生白芍、全当归养血，生薏苡仁、山药健脾益气，全瓜蒌、制大黄、炒枳壳、炒枳实、决明子润肠通便，仙灵脾、鹿衔草补虚益肾温阳，紫菀宣降肺气以利津液输布，防风、防己祛风利湿，泽泻利水渗湿，甘草调和诸药，共奏通便之效。

（葛勤、叶莎莎整理）

医案 11　头痛案

赵某某，男，18 岁，学生。2011 年 5 月初诊。自诉头两侧疼痛已半年，加重 1 周，发作时痛甚，经用止痛药当时缓解。脑电图检查未见异常。头痛时微发热，疼痛有时连及耳部，有时口苦发干、目胀。舌质淡，苔薄，脉弦细。诊断为偏头痛。治宜和解少阳。小柴胡汤加味。

柴胡 15 g　　黄芩 15 g　　党参 10 g　　半夏 10 g
炙甘草 10 g　　生姜 10 g　　大枣 4 枚　　川芎 12 g

共服 5 剂，两侧头痛消失。

按语：医生治病，贵在审证求因。运用小柴胡汤方，不必拘泥于典型的往来寒热之症，只要抓住"邪犯少阳，枢机不利"这一病机，凡病位在少阳，出现一部分少阳主症即可施用。正如张仲景所云："有柴胡证，但见一证便是，不必悉具。"

（严华、叶莎莎、李雪峰整理）

医案 12　眩晕案 1

肖某，女性，44 岁。2018 年 5 月 7 日就诊。患者因 1 日前上班期间不慎被物体砸中头部，觉头痛，无昏仆抽搐，于外院做核磁共振检查未见异常，近日自觉头昏，时有视物旋转，头痛，健忘，夜寐差，耳鸣，神疲乏力，舌暗有紫斑，脉细涩，证属瘀血阻络，气血不畅，脑失所养，治以祛瘀生新、活血通窍，方从通窍活血汤加减。

黄芪 15 g　　当归 10 g　　川芎 15 g　　葛根 15 g
潼白蒺藜各 10 g　桃仁 10 g　红花 6 g　　地龙 10 g
全蝎 5 g　　石菖蒲 10 g　白芷 20 g　　益母草 20 g

6剂，水煎服。

二诊：2018年5月13日。诊头痛、头昏明显减轻，夜寐转佳，二便尚调，舌淡紫，苔薄白，脉细。上方加桂枝10 g，14剂。药后自觉见效，食欲及睡眠好，二便调，精神佳，临床治愈。

按语：本案属"眩晕"之范畴，因外伤而致，头脑外伤，瘀血停留，阻滞经脉，而致气血不能上荣于头目，故眩晕时作。方中黄芪益气行血，川芎、桃仁、红花活血化瘀、通窍止痛，白芷、石菖蒲通窍理气，当归、益母草养血活血，桂枝温经，地龙、全蝎善入经络、镇痉息风，潼白蒺藜、葛根解肌止痛。诸药合用，共奏活血通窍、止痛之功。

（李雪峰、汤定伟、郭尧嘉整理）

医案13　眩晕案2

王某某，女，35岁，职员。2017年2月3日就诊。

主诉：头昏头晕已10余天。

病史：患者小产后1月余。全身畏寒，酸痛易汗，头昏头晕已10余天，夜寐尚可，眼干口干。

诊查：胃纳可，舌暗，苔薄白，脉细弦。

临床分析：由风、火、痰、虚、瘀引起清窍失养，临床上以头晕、眼花为主症的一类病证称为眩晕。眩即眼花，晕是头晕，两者常同时并见，故统称为"眩晕"。轻者闭目可止，重者如坐车船，旋转不定，不能站立，或伴有恶心、呕吐、汗出、面色苍白等症状。严重者可突然仆倒。《灵枢·海论》曰："髓海不足，则脑转耳鸣，胫酸眩冒，目无所见，懈怠安卧。"顾师治以温肾阳、敛心气、祛风湿。处方如下。

桂枝 10 g　　煅龙牡 30 g　　夏枯草 10 g
鹿角片 10 g（先煎）　　桑枝 15 g　　仙灵脾 10 g
珍珠母 30 g　　菟丝子 20 g　　川芎 10 g　　浮小麦 30 g
鹿衔草 15 g　　紫石英 15 g　　白石英 15 g　　甘草 6 g
当归 10 g　　秦艽 10 g　　生黄芪 20 g

7 剂，日 1 剂，水煎分 2 次服。

按语：鹿角片、仙灵脾、菟丝子、紫白石英等温肾阳；煅龙牡、珍珠母、浮小麦等敛心气；鹿衔草、秦艽、桂枝、桑枝等祛风湿；川芎、当归、生黄芪等调和气血；夏枯草清肝明目，甘草调和诸药。

体会：该患者小产后失血过多而致气血虚弱，以致营阴下亏，孤阳上扰，气随血脱而致头晕乏力，自汗身重。拟益气生血、养阴生津为法以治之。肾为先天之本，藏精生髓，若先天不足，肾阴不充，或老年肾亏，或久病伤肾，或房劳过度，导致肾精亏耗，不能生髓，而脑为髓之海，髓海不足，上下俱虚，故发生眩晕。

（谢坚、李雪峰整理）

医案 14　不寐案 1

李某，女，76 岁。2022 年 9 月 1 日初诊。失眠 2 年余，加重2个月，难以入睡，每夜只能睡2~3小时。平素性情急躁，口苦，口干饮水择冷，心烦，手足心发热，置凉水中方舒，大便时溏，日行1~2次，苔薄白，脉弦。有高血压病史、胆囊切除史。辨证：肝郁日久，化火伤阴，阴虚火旺，上扰心神。治以疏肝理气、滋阴降火、安神，小柴胡汤合酸枣仁汤加减。

柴胡 10 g　　黄芩 10 g　　炒白芍 15 g　　法半夏 10 g
炒白术 10 g　夏枯草 10 g　桑叶 10 g　　　菊花 10 g
生地黄 20 g　夜交藤 30 g　酸枣仁 10 g　　川芎 10 g
茯神 15 g　　百合 20 g

7剂，水煎服。

二诊：2022年9月8日。药后睡眠改善，可睡4~5小时，口苦止，口干缓，白天不干，手足心热止，大便调，苔中根厚腻，脉弦。上方去夏枯草，加天花粉 10 g，珍珠母 30 g。7剂。

三诊：2022年9月15日。每晚可睡5小时左右，精神状态好，药后上午大便3~4次，下午正常。去生地黄、黄芩、珍珠母、天花粉、半夏。加五味子 6 g，丹皮 10 g，神曲 10 g。7剂。

四诊：2022年9月22日。睡眠基本正常，其他症状亦止，苔薄腻，脉弦。15日方去五味子、丹皮。7剂，每2日1剂，药后如无特殊，无须再诊。

按语：本案病机属于肝郁化热，伤阴耗血，心神失养，治疗以清肝胆之热，滋阴降火，宁心安神。顾师曾说，治不寐，无论何种原因所致，宁心安神必不可少，此所谓治标，在此基础上寻求治本之法。本案患者口苦、咽干、心烦，为典型小柴胡汤证，用之即效。

（李雪峰、汤定伟、王燕整理）

医案15　不寐案2

王某，男，17岁。患者因为功课紧张，1年前出现失眠，病初不甚严重，近3个月来症状逐渐加重。有时睡前服安眠药，入睡不到4小时，甚至仅睡1小时。醒后心悸不宁，烦躁，不能再入睡。白天头昏、头胀痛，入夜尤甚，头部筋脉紧张，颈部板紧不舒，食欲不振，嗳气，食欲不佳，思维不易集中，情绪抑郁，大便日行2~3次，精神疲乏，怕冷，腰酸。舌质淡红，苔薄腻，脉弦细。病由思虑劳倦导致心脾两亏，脾不健运，气血生化不旺，心失所养。治宜健脾益气，养心安神。

浮小麦20 g　大枣5枚　酸枣仁12 g　茯神12 g
夜交藤15 g　白术10 g　当归6 g　太子参12 g
黄芪10 g　煨白芍15 g　生甘草5 g

7剂，水煎服，日1剂。

按语：患者由思虑劳倦导致心脾两亏，脾不健运，气血生化不旺，心失所养，血不养脑而致失眠健忘、思维不易集中等。治疗重点在于健脾益气，养心安神。方用甘麦大枣汤合参苓白术散为基础方随证加减，治疗半月余，睡眠明显改善，可达4~5小时，胃纳转佳，大便成形。

（李雪峰、王燕、汤定伟整理）

医案16　中风案1

赵某，男，62岁。2010年12月15日初诊。

患者素有高血压病史，自服"尼群地平"10 mg/次，口服，1日2次，血压稳定在135~140/85~90 mmHg（1 mmHg≈0.133 kPa）。近3日来突然右半身麻木乏力，言语謇涩，口舌歪斜，便秘，舌质暗紫，苔滑腻，脉弦滑。头颅CT平扫提示左脑梗死。证属肾阴不足，水不涵木，风阳暴动，挟痰瘀阻络，气血运行不利。给予息风化痰、行瘀通络治疗。方拟蛭星元龙汤加减。

生水蛭10 g　胆南星10 g　土元10 g　地龙10 g
明天麻10 g　远志6 g　石菖蒲10 g　丹参12 g
桃仁10 g　红花6 g　生大黄5 g（后下）
郁金9 g

5剂，日1剂，常法煎服。

二诊：2010年12月20日。服药以来，言语转清，右半身麻木乏力较前减轻，大便如常，舌质淡暗，苔薄，脉细弦。瘀血风痰略平，前方去郁金、生大黄，加豨莶草15 g，干地黄12 g，鸡血藤30 g，以祛风活血通络。10剂。

三诊：2010年12月30日。药后言语清，纳馨，舌质红，苔薄，脉细，风痰瘀血得去，续以调补肝肾。辅以针灸调理气血。

生水蛭6 g　胆南星10 g　土元10 g　地龙10 g
生地黄12 g　远志6 g　丹参12 g　怀牛膝10 g
豨莶草12 g　鸡血藤30 g　川石斛10 g　制首乌15 g

10剂，日1剂，常法煎服。

上方服完，言语清，肢体活动如常，舌红润，脉细。中风在恢复期仍以前法调理善后。

按语：中风基本病机属阴阳失调，气血逆乱，病位在脑，与肝、肾密切相关。病理性质多属本虚标实，肝肾阴虚、气血衰少为本，风、痰、瘀为标。远志、石菖蒲化痰通窍，丹参、桃仁、红花祛风活血通络，生大黄荡涤瘀滞。辅以调理肝肾，故疗效颇佳。

（李雪峰、郑晓辉、严华整理）

医案 17　中风案 2

李某，男，63 岁。素有高血压病史，血压一直维持在 250～270/110～140 mmHg，虽长期服用降压药，但不能控制。患者于 2011 年 12 月突然昏迷，不知人事。住本院救治，诊断为脑溢血，高血压。中医会诊见患者神志不清，呈酣睡状，左侧瞳孔散大，左半身偏瘫。经中西医抢救而逐渐苏醒脱险，仅留有半身偏瘫、言语不利、口眼歪斜等后遗症而出院。

住院期间处方：

白附子 5 g　　蜈蚣 3 g　　僵蚕 10 g　　鳖甲 15 g（先煎）

川牛膝 10 g　　石决明 15 g（先煎）　　胆南星 10 g

甘草 5 g

煎汁鼻饲，每日 1 剂。

出院后服用处方：

白附子 5 g　　蜈蚣 3 g　　僵蚕 10 g　　莪术 10 g

丹参 15 g　　三棱 10 g　　鳖甲 15 g（先煎）

川牛膝 10 g　　鸡血藤 15 g　　三七粉 2 g（吞服）

制首乌 12 g　　当归 10 g　　甘草 5 g

此方加减，隔日 1 剂，长期服用而安。

按语：本病为中风之脑溢血，虽为出血，但中医认为离经之血亦为瘀，故在危重期仍用活血化瘀通络之品，此乃顾师活血化瘀法的灵活之处。

(李雪峰、郑晓辉、严华整理)

医案 18　中风案 3

孙某，男，46 岁。脑溢血后左侧肢体偏瘫半年，诊见左手能动不能握，左足任地而不能行步，言语謇涩。自诉心中时觉有热上冲胃口，甚至再上升脑中可作疼，然而不若病初时脑疼之剧，大便两三日一行，诊脉左右皆弦硬，右部似尤甚。证脉相参，其脑中犹病充血无疑，以通经解络之药辅之。

生怀山药 40 g　　生地黄 40 g　　代赭石 20 g（先煎）
怀牛膝 15 g　　白芍 10 g　　柏子仁 10 g　　白术 10 g
乳香 8 g　　没药 8 g　　土鳖虫 10 g　　生鸡内金 15 g
茵陈 5 g

10 剂，日 1 剂，水煎服。

二诊：脑中不疼仅微热，左半身自觉肌肉松活不若从前麻木，言语謇涩稍愈，大便较前通顺，脉弦硬已愈十之七八，再注意治其左手之痿废。

生黄芪 15 g　　天花粉 20 g　　代赭石 20 g（先煎）
怀牛膝 15 g　　乳香 10 g　　没药 10 g　　当归 10 g
丝瓜络 10 g　　土鳖虫 10 g　　地龙 8 g

三诊：上药连服 30 余剂（随时略有加减），其左手能伸，左足已举能行，原方略有加减。

生黄芪 15 g　　天花粉 20 g　　代赭石 20 g（先煎）
怀牛膝 15 g　　乳香 10 g　　没药 10 g　　当归 10 g
土鳖虫 10 g　　地龙 8 g　　鹿角胶 8 g（烊化）

三七粉 6 g　　制马钱子末 0.5 g

前 9 味煎汤，送服后 3 味末。

连服 30 余剂，症状较前明显好转，停服汤药。日用生怀山药细末煮作汤，送服黄色生鸡内金细末 1 g，当点心用之以善后。

按语：脑溢血忌用黄芪，如脑溢血需用黄芪升补之性，助血上升，加生代赭石、怀牛膝以监制黄芪。又虑黄芪温补能生热，故重用天花粉以调剂。

（郑晓辉、严华、李雪峰整理）

医案 19　鼻渊案

洪某，男，20 岁，大学生。鼻中流脓浊涕，反复发作半年余。于某院耳鼻喉科诊治，医师诊断为萎缩性鼻炎，以青霉素治疗，但未见明显好转。1 年后加重，经常鼻塞不闻香臭，自觉和他觉均发现鼻中有臭味，头痛头昏，舌质红，苔薄黄，脉弦，右寸浮。中医诊断为风热壅滞阳明经脉，化腐为脓。治当清解阳明热邪，排腐利脓，用葛根芩连汤加味。

葛根 10 g　　黄芩 10 g　　黄连 10 g　　生甘草 6 g
白芷 6 g　　鱼腥草 10 g　　金荞麦 15 g　　六神曲 10 g

服 7 剂，头昏头痛减轻，鼻塞味臭亦见好转。继服 20 剂，鼻臭鼻塞、鼻中流脓水痊愈，诸症消失。

按语：治疗本病，一般多用发散风热、升阳化浊之品，如辛夷散类。然此例患者正值壮年，体阳较盛，鼻翼又是足阳明经循行之处，葛根芩连汤专清解阳明之热，经热得除，其痛自止。

（李雪峰、汤定伟、叶莎莎整理）

医案 20　咳嗽案

周某，男，46 岁，公司员工。2017 年 9 月 27 日初诊。

主诉：咳嗽 4 天。

病史：患者咳嗽，咳痰黄稠费力，伴有咽痛、咽干，反复已 4 天余，舌质偏红，苔薄白，脉细。曾有肾切除病史。

中医诊断：咳嗽病。

证候诊断：痰热蕴肺证。

治法：清热化痰，润肺止咳。

处方：

炙麻黄 5 g	荆防风各 10 g	苏子叶各 15 g	桑白皮 15 g
百部合各 10 g	桃杏仁各 10 g	土牛膝 15 g	金果榄 10 g
葶苈子 10 g	白芥子 10 g	月季花 6 g	浙贝母 15 g
鱼腥草 15 g	金银花 15 g	黄芩 10 g	桔梗 10 g
甘草 6 g			

7 剂，日 1 剂，水煎服。随访 5 剂时咳嗽即止。目前诸症悉除。

按语：咳嗽一病，临床常见多发。顾师在治疗此类患者时，除常规用药以外，喜用月季花。月季花，又名长春花、月月红、四季花、胜春，为蔷薇科植物月季（*Rosa chinensis* Jacq.）的干燥花。味甘，性温，归肝经。可活血调经，疏肝解郁，乃妇科良药。主要用于治疗气滞血瘀、月经不调、痛经、闭经、胸胁胀痛等症。一般用量为 3~6 g。《本草纲目》记载其"活血，消肿，敷毒"。《本经逢原》曰："月季花为活血之良药。捣敷肿疡用之。痘疮触犯经月之气而伏陷者，用以加入汤药即起，以其月之开放，不失经行常度。虽云取义,亦活血之力也。"现代药理研究显示,月季花有镇痛作用,可改善微循环,增加血流量,调节结缔组织的代谢,降低血小板凝集,可在一定程度上调节血液黏稠度。月季花在临床运用中还有着非常好的止咳效果。顾师认为,此乃"血行风自灭"的原理,月季花可活血化瘀,增加肺部血流量,改善肺部微循环,对于炎症的消除有着不错的效果。

(郭尧嘉、钱洲整理)

医案 21　心痹案

郑某,女,51岁。心悸、头昏、胸闷、气短已数月余,虽经多次中西医治疗均无明显效果,并逐渐加剧,经扬州某医院诊断为冠心病,经常反复发作。近日心悸、胸闷、气短,自觉胸部有紧迫感,夜寐多梦而惊,心前区疼痛,牵连背部,胃纳欠佳,血压 180/110 mmHg,二便如常,苔白,舌质有紫气,舌尖有紫斑,脉细涩。证属瘀阻心络,治当化瘀通络。拟方如下。

全当归 10 g　　肥川芎 10 g　　紫丹参 15 g　　薤白头 10 g
远志 10 g　　　制首乌 12 g　　全瓜蒌 12 g　　莪术 10 g
茯神 10 g　　　甘草 5 g　　　　血珀末 2 g(吞服)

3 剂,每日 1 剂,水煎分 2 次服。

二诊:诸症均有减轻,经原方加减治疗月余,自觉症状基本消失。

按语:本病证属胸痹,乃痰瘀阻络,观其舌有紫气,尖有瘀斑,其脉细涩,治当以化瘀为主,仿张仲景意加全瓜蒌、薤白头化痰通阳,酌加安神之品,效果明显。遵顾师之法,久病瘀阻，治当活血化瘀，此案即为活血化瘀法在心系疾病中的运用。

(李雪峰、钱洲、汤定伟整理)

医案 22　项痹案

姜某，女，37岁，在职员工。2017年1月17日初诊。

主诉：头晕头昏伴颈项不适1周。

病史：患者素有颈椎退变病史。近日自觉头昏头痛加重，颈项不适，脐腹胀隐痛，胃纳欠佳，二便尚可。舌淡，苔薄白，脉细。

中医诊断：颈椎病。

证候诊断：肝肾亏虚，风湿痹阻。

治法：培补肝肾，祛风除湿。

处方：

葛根 30 g	川芎 15 g	天麻 10 g	仙灵脾 15 g
鹿衔草 15 g	补骨脂 10 g	骨碎补 10 g	金毛狗脊 10 g
杜仲 10 g	老鹳草 15 g	茯神 15 g	全蝎 3 g
当归 10 g	徐长卿 10 g	台乌药 10 g	柴玄胡各 10 g
蔓荆子 10 g	珍珠母 30 g（先煎）		甘草 6 g

7剂，日1剂，水煎服。

按语：颈椎病临床常见，治疗上多数予以手法复位、牵引、针灸推拿等。中药治疗其实也有着不错的疗效。颈椎病的发生多数与患者年龄、工作、外伤等因素相关。中医认为该病与肝肾亏虚在内、风寒湿三邪相侵在外有关。因此治疗上以培补肝肾、祛除风寒湿邪为法。顾老认为治疗颈椎病，葛根必不可少，且用量须大，至少30 g，方可取得不错的疗效。

（郭尧嘉、葛勤、叶莎莎整理）

医案 23 血痹案

罗某，女，62 岁。于 2018 年 1 月 12 日来诊，自述半年前始觉双侧小腿有一种特殊的不适感觉，有时像"蚂蚁在肌肉里爬行"，夜晚发作尤为明显，有时持续数分钟，有时整夜不停，活动下肢可以使症状减轻，整夜不能入睡。曾于本市多家西医院就诊，诊断为不宁腿综合征。服用安定、左旋多巴、维生素 E 等，但无效。刻下：精神不振，面容憔悴，自述整夜不能入睡，乏力，胃纳不佳，舌质淡胖，舌苔薄白，脉细涩。证属气血虚弱，络脉空虚，肌肤失养。治宜补益气血，充养肌肤脉络，兼养血安神。

生黄芪 20 g　煨白芍 9 g　桂枝 8 g　大枣 15 g
当归 12 g　川芎 8 g　酸枣仁 10 g　鸡血藤 15 g
夜交藤 15 g　生姜 2 片　甘草 3 g　炒麦芽 10 g

10 剂后复诊，腿部不适感减轻，睡眠好转，但仍乏力。上方去夜交藤，加山药 15 g。

续服 10 剂。后服用归脾丸月余而愈。

按语：本病与祖国医学"血痹证"相类似。血痹证由素本"骨弱肌肤盛"，劳而汗出，腠理不密，微受风邪，遂客于血脉，致肌肤不仁，状如风痹。脉微涩兼紧，说明邪滞血脉，凝涩不通。《素问·逆调论》曰："荣气虚则不仁。"故以益气补血通痹立法。方中生黄芪为君，甘温益气，补在表之卫气。《本经疏证》记载桂枝"凡药须究其体用……盖其用之之道有六：曰和营，曰通阳，曰利水，曰下气，曰行瘀，曰补中"，与生黄芪配伍，益气温阳，和血通经。桂枝得黄芪益气而振奋卫阳；黄芪得桂枝，固表而不留邪。芍药养血和营而通血痹。大枣甘温，养血益气，以资黄芪、芍药之功；与生姜为伍，又能和营卫，调和诸药。加入当归、川芎、酸枣仁、鸡血藤、夜交藤以养血和血，通络安神。炒麦芽健脾开胃，甘草调和诸药。诸药合用，共奏补益气血，通痹和络，养血安神之功。

（叶莎莎、汤定伟、李雪峰整理）

医案24　风痹案

吴某，男，36岁，个体户。2017年10月31日初诊。

主诉：全身游走性疼痛2月余。

病史：患者全身游走性疼痛，反复发作，发作无定时，余无不适，不发时如常人。舌淡，苔薄红，脉细。

中医诊断：风痹。

证候诊断：风邪痹阻证。

治法：祛风通络。

处方：

羌独活各 15 g	秦艽 10 g	川芎 15 g	防风 15 g
乌梢蛇 15 g	寻骨风 15 g	川怀牛膝各 10 g	
生首乌 15 g	桑寄生 15 g	豨莶草 15 g	威灵仙 20 g
鸡血藤 15 g	蜈蚣 2 条	路路通 6 g	千年健 15 g
伸筋草 15 g	甘草 6 g		

7剂，日1剂，水煎服。随访，7剂过后，疼痛未再发作。

按语：风痹，中医学指因风寒湿侵袭而引起的肢节疼痛或麻木的病证，称"行痹"或"周痹"，俗称"走注"，痹证类型之一。临床表现为肢体酸痛，痛而游走无定处，病因风寒湿三邪中以风邪偏胜，而风邪易于游走所致。故《素问·痹论》谓："其风气胜者，为行痹。"行痹以风邪为主，可夹寒、夹湿，甚或寒湿俱有。治疗上以祛风通络为大法。上方中羌独活、秦艽、防风、乌梢蛇、寻骨风等，俱可搜剔风邪。另外，顾师在祛邪之基础上加用怀牛膝、生首乌、鸡血藤等药物培补肝肾，正所谓"正气存内，邪不可干"。

（郭尧嘉、王燕、叶莎莎整理）

医案 25　腰痹案

余某，男，34 岁。腰痛年余，近几日来累及下肢，行动受限，动则痛甚。年余来，虽经针灸、封闭、中西药治疗，罔效。患者左下肢肌肉稍见萎缩，腰痛畏动。直腿抬高试验阳性。有胃脘痛病史，遇寒即发，嗳腐吞酸，乏力口苦，脉细微弦。拟方温经散寒、活血通络。

制二乌各 12 g（先煎）　　桂枝 10 g　　白芍 10 g
千年健 15 g　失笑散 10 g（包煎）　　煅瓦楞子 12 g
鸡血藤 15 g　川牛膝 10 g　桑寄生 15 g　甘草 5 g

服药 15 剂，疼痛完全消失。嘱加强左腿功能锻炼。

按语：痹证均由风寒湿三邪侵犯人体，流注经络，致气血不和而成，虽说三邪感受大多合并而来，但常有所偏胜，故临床证候也有所区别。因此治疗痹证时，应当先考虑疏通经络，调和气血，同时针对邪气偏胜而采取相应的治法。方中千年健、鸡血藤、川牛膝、失笑散均有活血作用。

（钱洲、王燕、李雪峰整理）

医案 26 淋证案

患者，女，54 岁。

初诊：患者曾患肾盂肾炎，经治疗"痊愈"。无高血压、糖尿病史。近 1 年来反复发作尿路感染，我院及市人民医院均诊断为"肾盂肾炎"。每月发作 1~2 次，抗菌治疗后可好转，但稍劳累则发作。近 8 个月来病情时轻时重，反复治疗，症状一直未消失。因症状反复发作，近 1 年来无法正常生活。2 个月前劳累后症状加重，自服环丙沙星 4 天，症状好转，后又加重并出现较重尿频、尿急、尿痛，并发热，住深圳某三甲医院经静脉肾盂造影（IVP）诊断为"慢性肾盂肾炎"，治疗 20 天后尿检正常出院，但症状仍未消失。出院时发现双手指甲发黑，后自行消失。近 1 周来尿频、尿急、尿道不适感加重，于 2010 年 1 月 19 日回仪在我院内科门诊就诊，查尿常规示白细胞（+++）。后予头孢呋辛、氟罗沙星 3 天后症状明显减轻。现无发热，感会阴部、臀部发凉，排尿时有灼热感，尿频，腰痛，易疲劳，睡眠差，入睡困难，2 天来几乎无法入睡，夜尿每晚 3 次。查尿常规示正常。舌淡，苔白，脉沉。

黄芪 30 g	陈皮 10 g	太子参 30 g	白术 15 g
茯苓 20 g	酸枣仁 30 g	首乌藤 50 g	合欢皮 10 g
龙齿 40 g	珍珠母 30 g	牛膝 30 g	乳香 5 g
车前子 15 g	乌药 20 g	萆薢 20 g	土茯苓 30 g
甘草 10 g			

7 剂，每日 1 剂，水煎分 2 次服。

二诊：睡眠改善，每晚可入睡 5 小时，排尿仍有灼热感。

查尿常规示白细胞（++++），镜检白细胞（++）/高倍视野。舌红，苔白，脉沉。

猪苓 30 g　　茯苓 30 g　　滑石 30 g　　泽泻 20 g
阿胶 20 g　　牛膝 30 g　　乳香 3 g　　萆薢 20 g
石韦 30 g　　忍冬藤 15 g　白茅根 20 g

7 剂，每日 1 剂，水煎分 2 次服。

三诊：排尿不适感消失，腰痛消失，睡眠改善。今查尿常规正常，自觉全身无力。脉沉弱。

猪苓 30 g　　茯苓 30 g　　滑石 30 g　　泽泻 20 g
阿胶 20 g　　牛膝 30 g　　乳香 3 g　　萆薢 20 g
石韦 30 g　　忍冬藤 15 g　白茅根 20 g

7 剂，每日 1 剂，水煎分 2 次服。

四诊：2010 年 2 月 22 日。自感精神好转，2 天前上街购物，行走 1 天，劳累后又出现尿灼热、怕风。今查尿常规示白细胞（++）。舌暗，苔白厚，脉沉细。出汗多，又出现臀部发凉、腰部不适感。自述以往如感臀部发凉、腰部不适则是慢性肾盂肾炎尿路感染发作之兆。

猪苓 30 g　　茯苓 30 g　　滑石 30 g　　泽泻 20 g
阿胶 20 g　　牛膝 30 g　　乳香 3 g　　萆薢 20 g
石韦 30 g　　忍冬藤 15 g　煅龙牡各 30 g　山萸肉 30 g
陈皮 10 g

7 剂，每日 1 剂，水煎分 2 次服。

五诊：2010 年 3 月 1 日。尿灼热、怕风、汗多等症状消失，查尿常规正常。仍有臀部发凉感，不能久坐。劳累后腰部有酸痛感。舌红，苔白，脉沉。

莲子 15 g	党参 15 g	地骨皮 15 g	柴胡 15 g
茯苓 15 g	黄芪 15 g	甘草 15 g	麦冬 10 g
车前子 10 g	灯心草 5 g	竹叶 5 g	

7剂，每日1剂，水煎分2次服。

上方进退又治疗20天。患者来诊述诸症消失，已1个月未发作，精神、精力明显好转，可正常做家务。连续4周查尿常规正常。随访半年未复发。

按语：本例慢性肾盂肾炎患者尿频、尿急、腰痛等症发作频繁，遇劳则发，疲倦乏力，当属劳淋无疑。初诊时乏力、失眠症状显著，有尿急、排尿时灼热感，尿常规正常，以治失眠为主，益气健脾，养心安神，酌加清热利湿之药。当时查尿常规正常，为服用抗生素后出现的暂时阴性结果，而排尿不适症状仍在，湿热未清，初诊清利之力不足，故二诊又出现尿白细胞（++++），镜检白细胞（++）/高倍视野。三诊排尿不适感消失，腰痛消失，睡眠改善，查尿常规正常。治疗已取得短期疗效，提示慢性肾盂肾炎治疗要辨病与辨证相结合，抓住总的病机，兼顾个体的不同。另外，由失眠引起的其他病证，治疗失眠则他症自除；由其他病证引起的失眠，则治疗他病而失眠自愈，如"胃不和则卧不安"，治疗胃病则可安枕。三诊暂愈后，又因劳累再发。四诊慢性肾盂肾炎治疗仍以猪苓汤加减，因汗多加煅龙牡、山萸肉以收敛，7剂后症状消失。患者因久病心烦，心火内生，心肾不交，气阴不足，故常出现乏力、失眠，正气损伤，心阴暗耗，易为湿热外邪所乘，导致劳淋的反复发作。故以清心莲子饮清心火，益气阴，止淋浊。而顾师认为，清心莲子饮中黄芩以清肺热为主，故改用既可清心除烦又可清热利尿之灯心草、竹叶，更为切合病机。

（李雪峰、叶莎莎、钱洲整理）

医案 27　蛇串疮案

王某某，男，43 岁，职员，仪征人。初诊日期：2016 年 8 月 20 日。

主诉：右胁肋下带状疱疹 1 月余。

病史：现已无皮损表现，局部偶有麻痒感。

诊查：来时精神尚可，纳谷一般，寐欠安，舌淡红，苔薄滑，脉弦缓。

临床分析：蛇串疮是在皮肤上出现成簇水疱、痛如火燎的急性疱疹性皮肤病。因其每多缠腰而发，故又名"缠腰火丹"，本病在历代医籍中尚有"火带疮""蛇丹""蜘蛛疮"等名称。西医称本病为带状疱疹。带状疱疹多因情志内伤，肝郁化火，以致肝胆火盛；或因饮食失调损伤脾胃，或忧思伤脾，则脾失健运，湿浊内停，郁久化热，以致湿热内蕴；兼之外受毒邪，则湿热火毒熏蒸皮肤而发疹。治以清热解毒，疏肝止痛。处方如下。

贯众 15 g	板蓝根 10 g	乌梢蛇 20 g	薤白头 10 g
柴胡 10 g	生薏苡仁 30 g	徐长卿 10 g	墨旱莲 15 g
甘草 6 g	银花 15 g	白花蛇舌草 15 g	川芎 15 g
全瓜蒌 12 g	地龙 10 g	桑白皮 15 g	玄胡 10 g

7 剂，每日 1 剂，水煎分 2 次服。

按语：柴胡、玄胡疏理肝经止痛；生薏苡仁、贯众、板蓝根、白花蛇舌草、银花清热解毒；乌梢蛇、川芎、地龙活血通络，松解神经末梢及血管；因带状疱疹发生在胸胁部，予全瓜蒌、薤白头宽胸理气；桑白皮泻肺解毒；而墨旱莲对带状疱疹具有独特的治疗效果；徐长卿祛风湿，止痛；甘草调和诸药。顾老在运用中药汤药治疗带状疱疹时，疗效独特，此患者经过1个月的中药调理，症状已消失，皮损已恢复，没有遗留任何神经后遗痛。

体会：带状疱疹辨证主要辨肝胆火盛和湿盛，可根据皮疹之表现及全身见证予以辨别。临床以肝胆火盛型多见。皮疹大部分或全部消退后，局部仍疼痛不止者，多属气滞血瘀；而老年患者疼痛日久亦有属气血虚者，应注意辨别。本病的主要治疗方法是泻肝火、利湿热，并宜结合外治。带状疱疹在发病前几天皮损无改变，故带状疱疹发生在头面部早期要与三叉神经痛、牙痛等鉴别；发生在前臂早期要与肩周炎、颈椎病等鉴别；发生在胸胁部早期要与气胸、肋间神经痛等鉴别；发生在腰臀部早期要与腰源性坐骨神经痛等鉴别。带状疱疹是临床常见病，也是易于误诊误治的疾病，故值得我们深入研究。笔者曾经误把早期腰部带状疱疹当作腰椎间盘突出症治疗，误诊亦误治。而反观顾老用药并未用大清肝胆湿热的龙胆草等，还能取得如此疗效。反思顾老对我们反复叮嘱辨证用药，此时才感到重要。平时要多分析疾病的病因病机，抓主要矛盾。传统医学多认为带状疱疹是由于肝火妄动，湿热内蕴所致，现代医学认为其病因是病毒感染。其发病初期常易被误诊，只要详问病史仔细观察，亦能做出正确的判断。其疼痛虽无法显明，但其发病的一些症状与其他疾病有区别，本症的疼痛以带索状刺痛，且疼痛局限在皮表显著为特点,所以本症早期可以发现。在治疗上传统医学则以清肝火、利湿热为法,顾老认为必须以临床表现、个人体质结合现代医学的抗病毒治疗为依据,进行辨证论治、遣方用药,方能获佳效。

(谢坚、李雪峰整理)

医案 28　阳痿案

王某某,男,29 岁。患者婚后年余,开始尚能完成性生活,2 个月后自感腰酸痛隐隐,少腹凉气阵阵,萎困乏力,头晕目眩,渐至阳痿不举,舌淡苔白,脉细无力。追踪病史,婚前频繁手淫史,婚后恣情纵欲,不知自惜,致使肾阳虚衰,精气虚寒,难以振奋而引发本证。纵观前医药方,皆为温补下元、补肾壮阳之类,乃给予助阳活血方调治,拟方如下。

熟附片 10 g　鹿角片 15 g　蜂房 5 g　马钱子 0.5 g

川牛膝 10 g　淫羊藿 10 g　锁阳 10 g　熟地黄 15 g

杜仲 10 g　水蛭 10 g　栀子 10 g　川芎 10 g

菟丝子 10 g　肉桂 5 g

水煎服,每日 1 剂,分 2 次服。嘱节制房事,清心静养,连续服药 20 余剂,诸症悉除而愈。

按语:本案阳痿为肾阳不足,命火衰微,精气虚寒而致,医者虽予温补下元、补肾助阳之品而未效,非是药不对症,而是火候未至也。顾师认为本证因命火衰微,而致全身阳气皆虚,虚阳难以鼓动血行而致血行迟缓,宗筋失于濡养而为痿。故用助阳活血法而获速效。

(汤定伟、李雪峰、葛勤整理)

医案 29　气瘤案

魏某某，女，47 岁，连云港人。初诊日期：2016 年 2 月 19 日。

主诉：发现全身皮肤硬结包块 2 年余。

病史：患者形体肥胖，自述 2 年前开始出现全身多发脂肪包块，大腿、背部居多，逐渐增多。当地医院查 B 超诊断为脂肪瘤，大小不一，因不愿手术，寻求中医治疗。诉月经前有乳房胀、腹胀，平素白带色黄量多，夜寐不宁，易醒难眠，眠而不实，乱梦纷呈。

诊查：舌红，苔薄，脉细。后背、大腿、胳膊多处硬结包块，触摸均无疼痛感。

临床分析：患者形体肥胖，肥人多痰，气滞痰浊凝滞，积而成包块。予理气活血散瘀。

柴玄胡各 10 g　制香附 10 g　炒枳壳 10 g　橘叶核各 10 g
生牡蛎 30 g（先煎）　夏枯草 20 g　山栀 10 g
辣蓼 20 g　生薏苡仁 30 g　皂刺 6 g　土茯苓 20 g
土贝母 20 g　大贝母 10 g　仙灵脾 10 g　鹿衔草 15 g
制南星 10 g　炒白术芍各 15 g　当归 10 g　川芎 15 g
水蛭 6 g　合欢米 30 g　远志 10 g　甘草 6 g

10 剂，日 1 剂，水煎服。复诊时患者诉自觉脂肪包块未继续增多，上方加减连服百余剂，脂肪包块逐渐变软、缩小、消失，患者体重也有所下降。

按语：脂肪瘤是一种良性肿瘤，多发生于皮下。瘤周有一层薄的结缔组织包囊，内有被结缔组织束分成叶状且成群的正常脂肪细胞。有的脂肪瘤在结构上除大量脂肪组织外，还含有较多结缔组织或血管，即形成复杂的脂肪瘤。其好发于肩、背、臀部及大腿内侧，头部也常见。脂肪瘤因为是良性的，一般进展缓慢，无临床症状者可不用处理，西医治疗大多选择手术或者激光切除。脂肪瘤在中医里属于肉瘤范畴，《外科正宗·瘿瘤论》曰："脾主肌肉，郁结伤脾，肌肉消薄，土气不行，逆于肉里而为肿曰肉瘤。"即脂肪瘤为或因寒湿阴邪凝滞，或因阳热温毒积聚等引起的机体气、血、津、液、经（脉）络等阻滞不通，所造成的瘀滞。整体调治，不失为余。痰生百病，"痰气"无处不到，无处不行，无论滞留何处即成痰核（此痰气非指咳吐之痰）。本病的成因，由于肝旺脾弱，脾气虚，脾失健运，痰湿内生，以致气血凝滞，积久成形，发为肉瘤。临床所见，脂肪瘤患者尤以形体肥胖者居多，正所谓"肥人多痰"。因此根据以上中医理论，顾师以理气活血散瘀为辨治大法。上方中柴胡、玄胡、制香附、炒枳壳、橘叶、橘核理气，生牡蛎、夏枯草、生薏苡仁、皂刺、贝母软坚散结，山栀清热利湿，辣蓼除湿化滞散瘀，土茯苓清热解毒除湿，制南星驱皮里之痰，当归、川芎、水蛭活血通络，远志、合欢米安神定志，炒白术健脾益气，仙灵脾、鹿衔草祛风湿、强筋骨，炒白芍养阴柔肝止痛，甘草调和诸药。方中药味略多，但辨治思路清晰，故患者长期坚持服用后，脂肪瘤逐步减少，取得满意的效果。

（葛勤、王燕、汤定伟整理）

医案 30　痤疮案

李某某，女，28 岁，银行职员。初诊日期：2017 年 7 月 14 日。

主诉：面部痤疮反复发作2月余。

病史：患者近1个月过食辛辣，出现面部痤疮，以颏下为主，伴痒痛，口干，大便干结，经来腹痛，色紫。

诊查：皮疹发于颏下，色红或暗红，部分有脓点，舌质暗红，苔薄黄腻，脉弦数。

临床分析：《小儿药证直诀》云"……颏为肾。赤者，热也，随证治之"。本病患者四诊合参，辨为相火炽甚，血凝经脉。治宜清泻相火兼活血通经。

荆芥10 g　　防风10 g　　丹参15 g　　红花10 g
赤芍10 g　　天花粉10 g　龙蝉衣各5 g　夏枯草15 g
生牡蛎30 g（先煎）　　当归10 g　　柴胡10 g
黄芩10 g　　丹皮10 g　　白芷10 g　　桑白皮15 g
桔梗10 g　　桃仁10 g　　甘草6 g

7剂，日1剂，水煎服，分2次服用。

7日后复诊，颏下痤疮颜色变淡，皮疹消退大半，大便干结、口干好转，舌苔薄黄，治以清热解毒，上方加白鲜皮15 g续服14剂。半月后复诊，痤疮基本消退，唯留少许色素沉着，嘱续前方1周，注意饮食清淡，起居有常。

按语：痤疮在中医里称为"面疱""肺风粉刺"。其病因、病机为饮食不节，过食辛热肥甘厚味，以致肺胃积热，循经熏蒸颜面，复感风邪而发病；或长期"相火炽盛""阳气内郁"，郁久化热，热毒不得宣泄，日久互结成瘀而发为痤疮。方用荆芥、防风祛风透疹，治初发之疱；白芷、桑白皮排脓治成熟痤疮；桔梗、天花粉清肺热、消炎止痒；龙蝉衣疏风散热、透疹止痒；赤芍、丹皮、黄芩清热凉血散瘀，辅以丹参、桃仁、红花活血化瘀，柴胡、当归理气活血；夏枯草、生牡蛎软坚散结；甘草解毒，调和诸药。全方共奏软坚散结、活血化瘀、透脓促愈之效。日常需注意防晒，用清水洁面，肺与大肠相表里，多吃新鲜瓜果蔬菜，忌辛辣厚味，保持大便通畅，促进痤疮所致色素消退。

（王燕、葛勤、郭尧嘉整理）

医案31 口疮案

王某某，男，74岁，退休。2015年12月2日初诊。

主诉：口腔溃疡反复发作多年，近日又发，无口干口苦，无牙龈肿痛，无胃脘疼痛，无咽痛咳嗽，无头昏头痛，纳可，二便调，寐欠安。舌淡红，苔薄，脉细。

中医诊断：口疮（虚实夹杂证）。

西医诊断：口腔溃疡。

辨证分析：患者年高，加之久病，肝肾阴虚。肾气虚，水火不济，心肾不交，久则热从内生，心火、胃火上炎，故见口舌生疮。

治法：补气阴，泻心胃火。

处方：补中益气汤合清胃散加减。

生黄芪 30 g	升麻 15 g	刘寄奴 10 g	肿节风 15 g
仙灵脾 10 g	川连 5 g	生地黄 15 g	山萸肉 10 g
知母 10 g	土牛膝 10 g	徐长卿 10 g	煅龙牡各 30 g
麦冬 15 g	桑白皮 15 g	黄芩 10 g	北沙参 15 g
甘草 6 g			

5剂，水煎服，日1剂。

二诊：口疮较前好转，舌脉同前。一诊清心泻火，火热之势渐去，佐以健脾活血生肌之药。

生黄芪 30 g	升麻 15 g	刘寄奴 10 g	肿节风 15 g
仙灵脾 10 g	川连 5 g	土牛膝 10 g	徐长卿 10 g
桑白皮 15 g	甘草 6 g	肉桂 6 g（后下）	
炒白芍 15 g	白及 15 g	三七粉 3 g（吞服）	
茯苓 15 g	山药 20 g	生薏苡仁 30 g	丹参 15 g

5剂，日1剂，水煎服。

三诊：药后诸症显减，效不更方，二诊方去三七粉，加黛蛤散 6 g。续进 5 剂。

四诊：诸症轻微，口疮几乎愈合。三诊方续 7 剂以巩固疗效。

按语：本案为肝肾气阴两虚，水火不济，心胃火上炎，口舌生疮的病例。顾师认为，本病多由外邪侵袭、情志失调、饮食不节所致，其基本病机为心经火热旺盛，循经上炎。本案患者口疮日久，虚实夹杂，肝肾气阴两虚为主，心胃火上炎为其病机，治法主要为健脾益气养阴，泻心胃之火。以生黄芪为君健脾益气，北沙参、麦冬养阴，川连、黄芩、桑白皮泻心火、清胃热，配合顾师常用药对刘寄奴、肿节风清热解毒，口疮好转后加重健脾益气之力，加用生薏苡仁、山药、茯苓健脾益气，愈合期辅以三七、丹参等活血生肌药物治疗。

（汤定伟、王燕、葛勤整理）

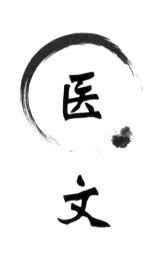

医文

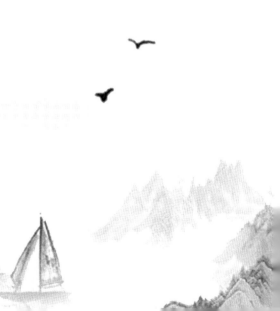

马钱通关散加味治疗功能性不射精

顾中欣

高某某，男，30岁。1989年8月28日诊。患者婚后3年多未育，其妻妇科检查均正常。前医曾嘱患者自己采集精液，来做精液常规检查。自诉性交时无精液射出，而在熟睡时不知不觉有遗精。行前列腺按摩采集精液亦未成功，经治疗数月余未见显效。患者平时经常腰膝酸痛，阴中如有冷风，易倦头晕，阴茎举而不坚。苔薄白质淡，脉细。乃以杭州红十字会验方马钱通关散加味为治。

马钱子 0.4 g　蜈蚣 2 g　蜂房 5 g　甘草 5 g
鹿角霜 15 g　蛇床子 10 g　淫羊藿 10 g　石菖蒲 10 g
杜仲 10 g　黄柏 10 g　川牛膝 10 g　山萸肉 10 g
锁阳 10 g

每日1剂，水煎服，嘱尽量节制房事。连服10剂后，患者自觉诸症减轻；又服10剂，患者自诉已能射精。原方再配10剂研粉水泛为丸，早、晚各服10 g，以助巩固。翌年元月，其妻怀孕。

按语：功能性不射精系指性功能正常或基本正常而在房事时不射精。其病因、病机复杂，临床上常以虚实夹杂出现，故方中用马钱子、黄柏、蜈蚣、川牛膝、石菖蒲苦寒泻火，活血通络,以通精道。选用山萸肉、杜仲养阴填精,蜂房祛风止痛,鹿角霜、淫羊藿、锁阳、蛇床子益肾助阳,提高性机能,甘草清热解毒,调和诸药。本方攻补兼施,寒热并用,既能泻其邪火疏通精道,又能益肾壮阳,养阴填精。

(原载于《四川中医》1991年第5期,有修改)

顽固崩漏治验

顾中欣

陈某某,女,41岁。1990年12月诊。自7月中旬月事来潮,至今淋沥不净达5个月之久。迭经中西药治疗并进行2次治疗性刮宫均未显效。某医院妇科医生劝其切除子宫。因惧怕手术而求治于余。现证:经量时多时少,色淡无块。自觉头昏乏力,胃纳欠佳,腰腹不痛。面浮足肿,面色无华。舌淡苔白,脉细数无力。血常规:血红蛋白4 g/L,红细胞$1.8×10^{12}/L$,白细胞$3×10^9/L$,血小板$70×10^9/L$。B超示:子宫及附件正常,未见肌瘤。证属脾肾两亏,脾失统摄,冲任失约。拟温脾肾、补奇经为法治之。

炒熟地 15 g　　鹿角霜 15 g　　茜草炭 15 g　　生黄芪 30 g
煅龙牡各 30 g(先煎)　　阿胶 10 g　　红参须 10 g
失笑散 10 g(包煎)　　升麻炭 10 g　　山萸肉 10 g
大黄炭 10 g　　龙眼肉 10 g　　石榴皮 10 g　　炙甘草 5 g
三七粉 5 g(冲服)

服药3剂,阴道流血基本干净,1天仅有极少淡红色物,余症亦轻。宗原法继续调治10余天后改服养血归脾丸善后。1个月后复查血常规:血红蛋白9 g/L,红细胞$3.1×10^{12}/L$,白细胞$4×10^9/L$,血小板$120×10^9/L$。随访至今月事正常。

(原载于《四川中医》1991年第8期,有修改)

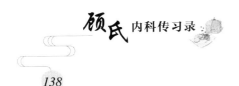

榆钱四物汤治疗子宫发育不良症

顾中欣

李某某,女,26 岁。1989 年 9 月 28 日诊。婚后 2 年未孕,屡经治疗未效。男方检查,一切正常。患者本人及直系亲属无特殊传染病史。14 岁初潮,月经周期 28 天,经行 3~4 天,色红、无块、量中等。行经时微有腰痛,易疲倦,苔白质淡,脉细无力。妇科检查:子宫偏小,余皆正常。证属肝肾不足,胞宫虚寒之证。拟榆钱四物汤加减治之。

马钱子 0.5 g 生地榆 25 g 鹿角霜 15 g 熟地黄 15 g
巴戟天 10 g   淫羊藿 10 g 全当归 10 g 枸杞子 10 g
川牛膝 10 g   黄柏 10 g   菟丝子 10 g 杜仲 10 g
茯苓 10 g   补骨脂 10 g 甘草 5 g

每次经净后 5 天开始服本方,日服 1 剂,连服 10 剂为 1 个疗程。经治疗 6 个月经周期,患者今年 4 月停经,经妇科检查及尿妊娠试验证实已怀孕。

按语:榆钱四物汤是笔者根据家传经验结合自己多年临床体会自拟而定。经临床治疗 20 余例,有效率达 90%。本方具有暖宫、活血、促排卵、提高性兴奋及促进性器官发育的作用。方中马钱子为全身强壮药,具有兴奋脊髓神经的功能,用于全身衰弱。生地榆具有影响肾上腺素与去甲肾上腺素分泌的作用。两药合用可使妇女动情期延长，加之枸杞子、熟地黄、全当归养血益阴填精，而使阴精充足，鹿角霜、巴戟天、淫羊藿、补骨脂温补肾阳，可促进性器官的发育和提高性机能，助其受孕。全当归、川牛膝祛瘀活血并有促排卵的功能。菟丝子、杜仲补益肝肾，黄柏清热泻火，茯苓宁心安神，甘草调和诸药。故本方功能主要是增强性器官活动功能而提高受孕的机会。

（原载于《四川中医》1991年第9期，有修改）

回阳救逆,化险为夷

顾中欣

在治疗炎症的过程中,大剂量抗生素及激素的使用,有利也有弊。弊之严重者,往往使真阳耗散,浊阴更盛,逼迫虚阳外越,从而出现发热烦躁、四肢厥冷、脉细无根之险情,倘若能及时运用附、参、芪、萸诸甘温之品,以回阳救逆,就能取得良好疗效。

笔者曾诊治1例急性坏死性胰腺炎病例。患者,女,27岁,农民。突发上腹部剧痛,伴发热,频繁呕吐,吐出物为胃内容物,不能进食,继则上腹部呈持续性剧痛,向左胁和中下腹部放射,手足厥冷麻木,于当天夜里经急诊入院。入院体检:体温36.5 ℃,血压80/60 mmHg,上腹部压痛明显,伴反跳痛,腹肌紧张,下腹部无明显压痛,叩诊有移动性浊音。左下腹腹腔穿刺抽出血性不凝液体约1 mL。实验室检查:血常规示血红蛋白125 g/L,红细胞$4.28×10^{12}$/L,白细胞$13.2×10^9$/L,中性粒细胞百分比82%,淋巴细胞百分比18%,血清淀粉酶8 U/L(温氏法),尿淀粉酶128 U/L(温氏法),空腹血糖8.32 mmol/L。诊为急性坏死性胰腺炎。采取禁食、胃肠减压、抗炎、镇痛、扩充血容量、改善微循环、补液纠正水电平衡、大剂量激素等措施,未见转机。又做深静脉插管快速补液，以及左肾旁窝和子宫直肠窝引流，每天均引流出大量暗红色混浊液体。病情持续至第6天，患者体温上升至39℃左右，腹部胀甚，呻吟不已，加大抗生素及激素剂量，高热仍持续不退，遂邀笔者会诊。诊时患者身热烦躁，胸腹灼热，手足欠温，额汗溱溱，神疲息促，口唇干燥，腹部胀急膨隆，叩之如鼓，面色㿠白，舌淡，苔白而干，脉细数无根。证属气阴两伤，虚阳外越，中焦气滞。病情险恶，勉拟回阳救逆、益气养阴、行气消胀为治。

附片 10 g　　红参 10 g　　山萸肉 10 g　　生地黄 10 g
苏梗 10 g　　木香 10 g　　炒枳壳 10 g　　炙黄芪 15 g
山药 20 g　　降香 6 g

1剂急煎服。次日热降，腹胀膨隆之势已减。舌苔转润，脉细，上方炒枳壳、木香各减至6 g，再进1剂。翌朝热退肢温，腹胀大减，上方去炒枳壳，再服1剂。诸恙转安，病情稳定。后以中西药物调治40余天痊愈。

活血化瘀法治疗中风 23 例

顾中欣

我科自 1991 年至今,采用活血化瘀法治疗中风 23 例,疗效甚佳,现小结如下。

一、一般资料

本组患者:男性 18 例,女性 5 例;脑出血 6 例,脑血栓 16 例,脑肿瘤 1 例;年龄最大者 73 岁,最小者 48 岁,平均年龄为 61.6 岁;住院治疗时间最长者 125 天,最短者 8 天,平均住院天数为 31.6 天;入院时昏迷者 8 例,半身偏瘫者 16 例,半身肢体麻木者 23 例,且均经头颅 CT 平扫确诊。

二、治疗方法

中药:复方丹参注射液 40 mL 加入 5% 或 10% 葡萄糖水中静滴,每日 1 次。另用中药活血化瘀,处方如下。

明天麻 10 g　　石菖蒲 10 g　　当归 10 g　　川芎 10 g
生水蛭粉 5~10 g(吞服)　　丹参 15 g　　蜈蚣 2 条

每日 1 剂,水煎服。热甚者加广角粉、石斛、大黄;痰重者加生南星;风盛者加全蝎、僵蚕;血压高者加杜仲、豨莶草;脑出血者加三七粉;肢体麻木甚者加千年健、伸筋草。

昏迷者以鼻饲给药。

西药：23例全部给予能量合剂及脱水剂静滴，并给予必要的对症处理，待病情稳定后即停用。

三、治疗结果

左某某，男，73岁。患者素体肥胖，今因左侧肢体麻木5小时，伴口眼歪斜，烦躁不安，言语不清，神志恍惚而来院就诊，门诊以"脑卒中"收住入院。头颅CT平扫提示：右侧基底节区见2 cm×1.5 cm×1 cm低密度影区，右侧基底节区腔隙性脑梗死。观其舌质偏紫，苔白腻，脉弦滑。证属痰瘀互结，阻于脑络，急拟逐痰化瘀法治之。

天麻10 g　　　川芎10 g　　生南星10 g

生水蛭粉10 g（吞服）　石菖蒲10 g　杜仲10 g

生鸡内金10 g　川牛膝10 g　　　　豨莶草15 g

生龙牡各30 g　砂仁5 g（后下）　　蜈蚣2条

除上述口服中药外，另以复方丹参注射液40 mL加入5%葡萄糖注射液500 mL中静脉滴注，以及予能量合剂、甘露醇静滴。经50余天治疗，诸恙悉安，言语清晰，肢体活动自如，生活完全自理而告愈。

朱某某，男，60岁。患者无任何诱因而突然跌倒于地，昏迷不省人事约半小时，经当地卫生院抢救而苏醒，自觉头疼明显，尤以前额至后枕部为重，头颅CT平扫提示：左侧额顶部颅内见月牙形高密度影，面积1.2 cm×3 cm，脑室受压，中线右移。诊为：左侧硬膜下血肿。观其舌有紫气，苔薄白，脉细滑。证属肝风内动，挟痰血上冲于脑，治拟平肝息风、活血化瘀，西药给予能量合剂、复方丹参、甘露醇静滴。中药处方如下。

天麻 10 g　　石菖蒲 10 g　　苏木 10 g　　白菊 10 g
川芎 10 g　　稀莶草 15 g　　千年健 15 g　　鸡血藤 15 g
生南星 5 g　　生水蛭粉 6 g（吞服）　　全蝎 2 g

住院治疗 15 天，诸症消失而出院，继服原方中药 10 剂，10 天后复查 CT 示脑血肿已吸收。

四、体会

中风发病，多为老年人元气渐虚，精血渐衰，脏腑功能日趋孱弱，无力推动血行，血行迟缓，聚而为痰，阻于脑络而为脑血栓；或因阴阳失衡，气血逆乱，挟痰血上冲于脑，脑络受损，血溢于外，在脑实质内形成凝血块，此谓脑出血。无论脑血栓还是脑出血，中医辨证均属瘀血证。瘀血不除，新血难安。故在治疗本病时，可采用活血化瘀法进行随证加减治疗。现代许多实验研究表明，活血化瘀法有促进血肿液化、吸收的趋势，能改善由血肿压迫刺激引起的周围组织炎症反应，促进炎症的吸收。而且能促进神经功能的恢复，从而减少病残率，降低死亡率。同时也能改善全身血瘀症状，克服常规应用脱水剂造成的血容量下降、血液黏稠度升高的缺点，降低血小板凝聚作用，改善血液循环，防止再出血和血栓形成。

绞兰蛭星汤治疗癌症

顾中欣

癌症在现代医学领域尚属比较难以解决的常见病、多发病，其发病率呈逐年上升的趋势，严重地威胁着人类的生命健康，攻克癌症是当前医学上重要的研究课题。

笔者综合近年来的有关临床报道，集诸家之长，自拟绞兰蛭星汤治疗癌症，取得了较好的疗效，特举数案，报告如下。

沈某，男，58岁，农民。患者因胃癌于1984年9月行胃次全切除术，术后体质一直较差，经常胃脘不和，隐隐疼痛，不思饮食，四肢乏力。术后第4年，患者脘痛加剧，并经常呕吐，有时吐出咖啡样物。诊为：残胃癌变，且有淋巴转移。观其舌紫，苔白腻，脉细无力。

绞股蓝50 g　　地舌草10 g　　水蛭粉5 g（吞服）

马钱子0.5 g　　吴茱萸5 g　　大黄炭10 g

三七粉3 g（吞服）　　　　代赭石30 g（先煎）

沉香曲12 g　　生鸡内金10 g　　红枣5枚

水煎服，每日1剂，连服20余剂，患者自觉症状明显好转，精神大振，求余转方。即在原方基础上加入砂仁5 g，并以10倍量研细末，水泛为丸，每次服10 g，日服3次。随访至今，患者仍经常服用该药，已能从事一般轻微劳动。

顾某，男，70岁，退休干部。素有慢性气管炎病史10余年，1990年10月因左肺癌肿而行手术治疗，术后经常咳嗽、气喘、痰多，动则加剧，自觉心悸，胸闷作胀，咳痰不爽，胃纳欠佳，两胸胁胀甚欲裂，舌淡，苔白腻，脉细无力。

绞股蓝 30 g　百部 15 g　生南星 5 g　蛤粉炒阿胶 10 g
生水蛭 5 g　白芥子 10 g　鱼腥草 15 g　丹参 15 g
生鸡内金 10 g　川贝 5 g　砂仁 5 g（后下）
焦三仙各 15 g

日1剂，水煎服，症情缓解时隔日1剂，并以绞股蓝50 g，每日煎水代茶饮。随访至今，症情稳定，复查多次未发现有肿瘤转移病灶。

陈某，男，63岁，退休职工。患者于1990年11月由解放军某医院确诊为"左下肺小细胞粉尘癌"后，即采用CMC化疗方案进行治疗（药用：环磷酰胺800 mg，静注，1次/3周；甲氨蝶呤10 mg，口服，2次/周；环己亚硝脲50 mg，口服，1次/6周）。历时16个月，先后化疗11个疗程，末次化疗于1992年3月13日结束。近2个月来，患者自觉咳嗽痰多，咳痰不爽，胸胁疼痛，不能忍受，发音嘶哑，胃纳欠佳，精神萎困而来院就诊。查体：左肋弓下缘中内1/3处稍隆起，局部压痛，左锁骨上淋巴结肿大，质硬，边界清楚，左肺呼吸音低。每天均需肌注杜冷丁50 mg/次，3~4次方能止痛，观其舌红，苔薄，脉细。B超示：肝右叶见2.1 cm×1.9 cm低回声光团，肝左叶见2.0 cm×3.0 cm、2.8 cm×2.0 cm、2.9 cm×2.4 cm低回声光团，左侧胸腔探及5.0 cm×2.0 cm液性暗区。诊为：肝内转移性癌变，左侧胸腔积液。

绞股蓝 50 g　　炮山甲 5 g　　生南星 5 g
生龙牡各 30 g（先煎）　　川芎 10 g
丹参 30 g　　生水蛭 10 g　　白花蛇舌草 10 g
川草乌各 12 g　　吴茱萸 5 g　　枳壳实各 10 g
马钱子 0.4 g　　生山楂 15 g

日 1 剂，水煎服。

另以：生南星 20 g，生水蛭 20 g，生大黄 20 g，龙葵 10 g，炮甲 20 g，马钱子 5 g，川芎 20 g，天龙 20 g，制乳没 20 g，川草乌 20 g，大贝母 30 g，共研为细末，醋调敷局部。

患者服药月余，症情稳定，自觉疼痛减轻，基本上不需要注射镇痛剂，偶尔肌注强痛定，目前仍在观察治疗中。

按语：本方以绞股蓝为主，配合活血化瘀类药物组成基本方。根据临证情况进行适当加减治疗各种癌症。基本方为绞股蓝 30~50 g，生水蛭 5~10 g，生南星 5 g，丹参 15~30 g，生鸡内金 10 g，马钱子 0.3~0.5 g。近年来有很多学者提出癌症的形成与血瘀有关，亦有很多学者认为体内缺乏微量元素硒是引起癌症的主要原因，前者认为活血化瘀能改善微循环，增强白细胞的吞噬能力，软坚逐瘀，祛除有形之症瘕积聚，从而能软化、消散癌肿；后者认为硒能抑制癌细胞的分裂、生长和繁殖，对多种化学致癌剂具有明显的破坏作用，抑制肿瘤的形成，从而达到防癌、抗癌的目的。笔者综合祖国医学和现代医学的论述，选用含硒量丰富的绞股蓝为主，配伍活血化瘀类药物组成本方，用之于临床治疗各种癌症，取得比较满意的疗效，不仅能延长癌症患者的生存期，阻止或抑制癌细胞的扩散和发展，且能减轻晚期癌症患者的痛苦。

中风验案 2 则

顾中欣

中风患者同时有脑梗死和脑溢血存在时，在治疗用药上比较棘手。笔者采用逐痰化瘀法治疗本病 2 例均获良效。

鲍某某，男，63 岁。素有高血压病史 10 余年，脑梗死病史 2 年。因在散步时突感四肢乏力，双手握物不紧，口眼歪斜，进食时呛咳，口角漏水，言语不清，而于 1992 年 2 月 24 日来院急诊。查见舌红，苔薄腻，脉弦滑。头颅 CT 平扫示：左侧外囊区见 2.3 cm×1.3 cm 高密度区，周围低密度水肿带包绕，另右侧基底节区见多个直径 0.5~1.0 cm 斑点状低密度区；右侧脑室较对侧扩大；第三、第四脑室位置形态正常。诊为左侧外囊区出血；右侧基底节区多发性腔隙性脑梗死。中医诊断：中风。证属痰血瘀阻脑络、蒙蔽心窍。急拟平肝通络、逐痰化瘀之剂为治。

明天麻 10 g　　双钩藤 10 g　　石菖蒲 10 g　　生水蛭 10 g
桑寄生 10 g　　丹皮 10 g　　　川芎 10 g　　　蜈蚣 2 g
生南星 5 g　　　绞股蓝 30 g　　丹参 15 g　　　茯苓 12 g

日 1 剂，水煎服。西药以抗炎、脱水、能量合剂等配合治疗 1 周。35 天后自觉症状消失，言语清楚，四肢活动自如，生活自理，复查 CT 示血肿已吸收，基底节区斑点状低密度区较前减少、缩小。患者于1992年3月30日出院。

孔某某，男，62岁。素有高血压、脑梗死病史7年余。近因突然言语不清，伸舌困难，继则不能讲话发音，于1992年4月1日来院急诊。症见右侧鼻唇沟稍浅，伸舌不能，悬雍垂及舌体左偏，双侧肢体肌力对称，舌红，苔白腻，脉弦滑。头颅CT平扫示：左侧额叶见6.0 cm×3.0 cm片状高密度区，内缘带状低密度水肿影包绕，左侧基底节区见2.2 cm×1.5 cm形态不规则低密度区，右侧基底节区亦可见散在斑点状直径小于1.0 cm低密度区，左侧脑室受压变窄，中线结构移位不明显。诊为左侧额叶脑内血肿，两侧基底节区多发性脑梗死。中医诊为中风，证属痰血瘀阻脑络。急拟豁痰逐瘀通络之剂。

明天麻10 g　双钩藤10 g　生水蛭10 g　川芎10 g
丹皮10 g　石菖蒲10 g　生南星5 g　绞股蓝30 g
丹参20 g　蜈蚣2 g　豨莶草15 g　制大黄5 g

日1剂，水煎服。西药以抗炎、脱水配合治疗1周。经治月余，患者自觉症状消失，言语清楚，生活完全自理而出院。

按语：本病属内科急危重症，其病死率、病残率均较高，且多为高龄发病。老人元气精血渐衰，脏腑功能日趋孱弱，易阴阳失衡，气血逆乱，风、火、痰、瘀阻滞脉络，蒙蔽清窍而致本病。故用平肝通络、逐痰化瘀为主法取得较好的疗效。2例患者均无明显后遗症发生。方中绞股蓝可降低高糖和高脂动物血清中的甘油三酯、过氧化脂质、胆固醇、谷氨酸-丙酮酸转氨酶的含量，增加冠状动脉血流量，降低心肌壁张力、脑血管外周阻力，故对高血压、冠心病、动脉硬化、脑血管疾病有防治作用。生南星、石菖蒲逐痰开窍，丹参、川芎、生水蛭活血化瘀，改善局部血液循环，促进血肿和血栓的液化、吸收，改善因血肿压迫刺激所引起的周围组织炎症反应，促进炎症的吸收，同时也改善全身血瘀症状，克服常规应用脱水剂造成的血容量下降、血液黏稠度升高的缺点，减少脑实质细胞的坏死，促进神经功能的恢复，减少病残率，降低死亡率。

（原载于《四川中医》1993年第5期，有修改）

雷钱川乌桂枝汤治疗痹证

顾中欣

笔者自拟雷钱川乌桂枝汤治疗痹证86例,其效甚佳,简述如下。

一、一般资料

治疗组86例,其中男性59例,女性27例。诊断:坐骨神经痛31例,肩关节周围炎41例,关节炎9例,其他筋骨痛5例。配合理疗、针灸治疗的16例。不同程度抗"O"、红细胞沉降率升高者58例。

二、治疗方法

86例患者全都采用雷钱川乌桂枝汤煎服治疗。

制川乌10 g　制草乌10 g　雷公藤10 g　千年健10 g
薏苡仁10 g　伸筋草10 g　木瓜10 g　桂枝10 g
白芍10 g　川牛膝10 g　怀牛膝10 g　马钱子0.5 g
蜈蚣3 g　生姜3片　红枣3枚

每剂煎2次,取汁200~300 mL,早晚2次分服,日1剂,10天为1个疗程。休息数日,再行第2疗程治疗。

三、治疗结果

治愈：自觉症状全部消失，随访 1 年未复发者为临床治愈，本组 51 例（59.3%）。好转：自觉症状基本消失，遇气候变化时偶有轻度发作为临床好转，本组 31 例（36.0%）。无效：治疗后无明显改变或未坚持治疗者，本组 4 例（4.7%）。

（原载于《吉林中医药》1995 年第 5 期，有修改）

食管平滑肌瘤验案

顾中欣

杨某，男，76岁，工人。患者素有胃脘痛病史10余年，经常反复发作，近月来自觉吞咽受阻，且日趋加重，只能进食半流质食物，伴有咳嗽、气喘、痰多。经本院X线胸片检查提示：慢性支气管炎伴感染。市医院胃镜检查提示：食管中、上段可见约2.5 cm×6 cm大小之肌瘤，浅表性胃炎，胃黏膜脱垂，病理切片检查证实为良性肌瘤。因年事已高，又惧于手术治疗，故求治于中医。诊其面色无华，精神萎靡，形体消瘦，端坐呼吸，张口抬肩，动则加剧，胸膈痞闷，舌紫暗，苔白腻，脉细涩。此乃痰血互结，胸膈血行受阻为患。清代徐灵胎评《临证指南医案·噎膈反胃》："噎膈之证，必有瘀血、顽痰、逆气，阻膈胃气。"治宜逐瘀化痰、软坚消积之法。并以西药抗炎之品配合治疗。

  绞股蓝50 g 水蛭粉10 g（吞服） 川芎10 g
  生南星10 g 石菖蒲10 g 苏子10 g 枳壳10 g
  枳实10 g 生鸡内金10 g 炮山甲5 g 生黄芪15 g
  沉香曲15 g 丹参15 g 百部15 g
  代赭石30 g（先煎） 生牡蛎30 g（先煎）

水煎服，日1剂，分2次服。

西药用支持疗法及先锋霉素抗炎。10 天后患者自觉症状减轻，咳喘已平，痰量减少，进食稍顺，考虑停用抗生素。中药仍按原方去苏子、百部，加海藻 15 g，大贝母 10 g。西药给予细胞转移因子肌注，每次 1 支，每周 2 次。继续治疗 20 天。患者除进食较硬之固体食物时稍有阻塞感，其他自觉症状均已消失。复查上消化道摄片提示：食管中、上段仍有一直径约 3 cm 圆形阴影。时近年底，患者坚决要求出院带药治疗。守原方继续治疗月余，自觉诸症皆除而安。

按语：《素问·阴阳别论》云："三阳结谓之隔。"又《灵枢·四时气》云："饮食不下，膈塞不通，邪在胃脘。"又《素问·通评虚实论》云："隔塞闭绝，上下不通，则暴忧之病也。"《灵枢·上膈》云："气为上膈者，食饮入而还出，余已知之矣。虫为下膈，下膈者，食晬时乃出。"《百症赋》云："阳气不得出者叫塞；阴气不得下降者叫噎，饮食入咽，阻碍不下的病症称为噎塞。"故此证多因气血亏损，复忧思悲患，致脾胃受伤，血液枯槁，气郁生痰，胃中痰饮湿热胶固，塞而不通，则气上而不下，阻碍道路，饮食难进，治法颇难。脾为生痰之源，肺为储痰之器，痰阻肺络，肺气不宣，咳喘不止。故方中用生南星、石菖蒲、百部、苏子以逐痰、止咳平喘；水蛭、丹参、川芎、生鸡内金以逐瘀通络、改善局部血液循环；枳壳、枳实理气消积；炮山甲搜风通络；绞股蓝、生黄芪以益气扶正，提高机体免疫功能，且配合细胞转移因子注射则其效更佳；代赭石平肝潜阳；沉香曲疏肝和胃；生牡蛎、海藻软坚稍积；大贝母解毒散结。所以本方具逐痰消坚、祛瘀磨积之功，乃能提高机体免疫功能，改善微循环，故能在短期内使患者痰消气顺、积散关开、咳止喘平，诸症皆去而安。

（原载于《陕西中医》1995年第7期，有修改）

真寒假热案验证举隅

顾中欣

1. 急性坏死性胰腺炎

王某,女,农民。1989 年 8 月 4 日诊。突发上腹部剧痛伴发热、频繁呕吐,吐出物为胃内容物,不能进食。继则上腹部剧痛,呈持续性向左胁和腹部放射,手足发麻,于当天夜间收住入院。入院体检:体温 36.5 ℃,血压 80/60 mmHg,上腹部压痛明显,伴反跳痛,腹肌紧张,叩诊有移动性浊音,左下腹做腹腔穿刺,抽出血性不凝液体约 1 mL。实验室检查:血红蛋白 125 g/L,红细胞 $4.28×10^{12}$/L,白细胞 $13.2×10^9$/L,中性粒细胞百分比 82%,淋巴细胞百分比 18%,血清淀粉酶 8 U/L(温氏法),尿淀粉酶 128 U/L(温氏法),空腹血糖 8.32 mmol/L。诊为急性坏死性胰腺炎。采取禁食、胃肠减压、抗炎、镇痛、补充血容量、改善微循环、补液纠正水电失衡、大剂量激素等措施未见转机,又做深静脉插管快速补液,以及左肾旁窝和子宫直肠窝引流,每天均引流出大量暗红色混浊液体。病情持续至第 6 天,患者体温上升至 39 ℃左右,腹部胀甚,呻吟不已,加大抗生素及激素剂量,高热仍持续不退,且呈上升趋势。遂邀笔者会诊。诊时患者身热烦躁,胸腹灼热,手足欠温,额汗溱溱,神疲息促,口唇干燥，腹部胀急膨隆，叩之如鼓。面色苍白，舌淡，苔白而干，脉细数无根。证属气阴两伤，虚阳外越，中焦气滞。病情险恶，勉拟回阳救逆、益气养阴、行气消胀为治。

附片 10 g　　红参 10 g　　山萸肉 10 g　　生地黄 10 g
苏梗 10 g　　木香 10 g　　炒枳壳 10 g　　炙黄芪 15 g
山药 20 g　　降香 6 g

1 剂急煎服，次日热降，腹胀膨隆之势已减。舌苔转润，脉细，上方炒枳壳、木香各减至 6 g，再进 1 剂。翌朝热退肢温，腹胀大减，上方去炒枳壳，再服 1 剂。诸恙转安，病情稳定。后以中西药物调治 40 余天痊愈。

2. 产后高热

丁某，女，26 岁。1995 年 9 月 6 日诊。患者于 7 月 28 日足月顺产一男孩，母子无恙。产后第 5 天，患者突然恶寒发热、头疼、少腹疼痛、恶露淋漓不净，在当地卫生院求治。诊为产后感染，经用抗炎、退热、输液等治疗 1 周，患者诸症消失，唯高热仍然持续不退，遂转至市某医院妇科住院治疗。入院时检查，患者一般情况尚可，体温 39 ℃，血压 120/83 mmHg，无明显阳性体征。实验室检查：血红蛋白 100 g/L，红细胞 $3.12×10^{12}$/L，白细胞 $10.0×10^{9}$/L，中性粒细胞百分比 80%，淋巴细胞百分比 20%。余无特殊改变，仍考虑为产后感染，给予抗炎、退热、激素等治疗措施，病情未见好转，且体温逐渐呈上升趋势，查肥达反应呈阴性。遂加大抗生素剂量且逐步升级，加大激素剂量，同时在室内及床底放置大量冰块进行物理降温，又邀省某医院专家会诊，考虑为体温调节中枢失调，反复月余，终未见效。患者家属要求邀笔者会诊。诊时患者身热烦躁，面色无华，汗出溱溱，神萎息促，懒言少动，胸腹灼手，四肢厥冷，反应迟钝，张口喘息，口唇干燥，舌淡胖嫩，苔白，脉细数无力，沉取欲绝。体温40.5 ℃，血培养为无菌，全身无特殊阳性体征，证属气血亏损，阴寒内盛，拒阳于外，虚阳外越，呈阴阳离决之势，病情凶险，急嘱撤除房中冰块，关闭空调，停用抗生素，激素渐减至撤停。勉拟回阳救逆、益气养阴法救治以观察病势。

附片10 g　　当归10 g　　红参10 g　　肉桂10 g（后下）
干姜10 g　　制半夏10 g　山萸肉10 g　生鸡内金10 g
鹿角片15 g（先煎）　　　茯苓15 g
煅龙骨30 g（先煎）　　　煅牡蛎30 g（先煎）
怀山药30 g　生黄芪30 g　陈皮5 g　　甘草5 g

1剂急煎服，翌日体温降至37.8 ℃，精神稍振，舌质稍见红润，自觉腹中饥饿欲食。仍宗原方再进，并嘱给予半流质饮食以得谷气。3剂后患者体温正常，精神振作，调治10余天而愈。

按语：寒证见寒象，热证见热象，寒者热之，热者寒之，此乃临床治病之道也。寒热真假虽非多见，但辨证时往往易被假象所迷惑而犯虚虚实实之戒也，该2案均为真寒假热之重症，笔者抓住汗出溱溱热未解、胸腹灼热、四肢冰冷、舌淡苔白、脉细无力、少言懒动等关键点，采取果断措施，方能力挽狂澜，救人于垂死之间。

2例均长期使用大剂量抗生素和激素。笔者在临床上体会到，久用此药品容易产生一系列阳虚体征，阳气愈虚，阴寒愈盛，至极则阴不敛阳，虚阳外越，故均见持续高热不退，貌似阳盛，但细察脉舌，详析病机，不难看出此乃阴盛格阳于外，虚阳外越，阴阳离决之重危之证。故治疗需用附片、红参、鹿角片、肉桂、干姜等助阳大热之品，此乃"益火之源，以消阴翳"，同时投以山萸肉、怀山药、生地黄、黄芪等益气养阴之品，使外越之阳得以入里，阴阳得以调和，"阴平阳秘，精神乃治"。故使患者热退身凉而诸症皆安。

（原载于《陕西中医》1998年第12期，有修改）

清开灵治疗高热 187 例疗效观察

顾中欣

近年来笔者用清开灵治疗高热疗效显著。现就 187 例临床疗效观察报告如下。

一、临床资料

187 例患者中,男性 108 例,女性 79 例,各种年龄段均有。其中上呼吸道感染 87 例,扁桃体炎 43 例,急性黄疸性肝炎 6 例,急性支气管肺炎 17 例,其他炎性感染 34 例。

二、治疗方法

187 例患者均选用清开灵注射液 30 mL,重症 40 mL 加入 10% 葡萄糖中静滴,每日 1 次,另加清开灵冲剂 6 g 或清开灵胶囊 4 粒口服,每日 3 次。

三、疗效标准

体温恢复正常,停药后未见回升。

四、疗效结果

痊愈(用药 1~5 天,体温降至正常,症状、体征完全消失）166 例，其中用药 1~3 天者 107 例；好转（用药 5 天后，体温下降，仍略高于正常体温，自觉体征减轻）15 例；无效（用药 1 周后仍无变化改用他药者）6 例，总有效率 96.7%。

五、治疗病种疗效观察

上呼吸道感染 87 例，治愈 80 例，好转 6 例，无效 1 例，有效率 99%。肝炎发热者 6 例，治愈 5 例，好转 1 例，配合其他中药治疗 20 余天，全部治愈，有效率 100%。支气管肺炎 17 例，治愈 14 例，好转 2 例，无效 1 例，有效率 94%。扁桃体炎 43 例，治愈 39 例，好转 3 例，无效 1 例，有效率 98%。其他炎性感染 34 例，治愈 28 例，好转 3 例，无效 3 例，有效率 91%。总有效率达 96.7%。

六、讨论

高热是临床上最常见的疾病症状之一，多种疾病均可以表现为发热，有时虽然对症治疗，发热却迟迟难解。有时虽能退热，停药后则热又复起。清开灵静滴常常起到较好的退热效果，且无停药回升的趋势，无论是对于病毒感染还是细菌感染的炎症均有疗效。清开灵具有较强的抗菌、抑菌和抗病毒的双重作用，且能调节人体免疫功能。其组成成分中黄芩、银花、栀子、板蓝根属清热解毒类药物，均具有较强的广谱抗菌抑菌的作用，同时也具有较强的抗病毒作用，水牛角具有清热凉血、调节免疫功能的作用。

与其他常用退热药相比，清开灵具有退热快、疗效好、副作用少的特点。

蛭星元龙降压汤治疗高血压 38 例

李雪峰、顾中欣

一、临床资料

38 例患者中,男性 26 例,女性 12 例。年龄:30~40 岁 4 例,40~50 岁 11 例,50~60 岁 15 例,60 岁以上的 8 例。职业:工人 4 例,农民 2 例,机关干部及工作人员 28 例,其他 4 例。病程:发现高血压并治疗 1~2 年者 9 例,治疗 2~3 年者 17 例,治疗 3 年以上者 12 例。血压:158~173/90~105 mmHg 者 8 例,173~195/105~120 mmHg 者 10 例,195~218/120~128 mmHg 者 13 例,218/128 mmHg 以上者 7 例。心电图检查:36 例患者有不同程度的心电图改变。血脂分析:胆固醇(TC)、甘油三酯(TG)不同程度增高的有 23 例,血糖升高者 8 例。

二、治疗方法

蛭星元龙降压汤的药物组成:生水蛭、生南星、干地龙、土元、川牛膝、石菖蒲、豨莶草、苦参、甘松、决明子、夏枯草各 10 g,丹参、山楂、天麻、川芎各 15 g,蜈蚣 3 g。水煎服,早晚各 1 次。因本方以生水蛭、生南星、土元、干地龙为主药,且具有降血压之功而名之。38例患者均给予本方治疗,在服用本方治疗期间停服其他降压、降脂类中西药品,10天为1个疗程,稍停2~3天即行第2疗程治疗。血压降至正常后,即用本方研粉水泛为丸如桐子大,每次服10 g,日服2次,继服1个月以巩固疗效。

三、疗效标准

疗效评定方法均依据1979年全国心血管流行病学及人群防治座谈会制定的疗效标准来评定,症状疗效评定依照中药新药的临床研究指导原则制订。

四、治疗结果

临床治愈21例,显效12例,有效4例,无效1例。总有效率97%。

五、典型病例

张某,男,46岁,干部。1997年3月4日初诊。患者有高血压病史10年余。近半年血压持续升高,虽口服依那普利、开搏通等降压药,无明显好转,头痛、头昏日剧,夜不能寐,胸闷心悸,目赤胀痛,纳少乏力,四肢麻木,阳事不举,苔白厚腻,脉弦滑结。血压:263/120 mmHg。心电图提示:左心室肥厚,频发早搏,P波增宽,ST-T波改变,心肌缺血损害。血糖8.7 mmol/L,总胆固醇9.6 mmol/L,甘油三酯5.46 mmol/L。即给予本方治疗。嘱停服其他降压、降脂的中西药品,饮食清淡,忌油腻、刺激性食物,清心静养。处方如下。

天麻 10 g　生水蛭 10 g　生南星 10 g　干地龙 10 g
土元 10 g　川牛膝 10 g　石菖蒲 10 g　豨莶草 10 g
苦参 10 g　甘松 10 g　决明子 10 g　夏枯草 10 g

水煎服，日 1 剂，分 2 次服。

服药 5 剂后，患者自觉诸症减轻，连服 2 个疗程后自觉症状消失。复查心电图、血压、血脂均有所好转。即以本方为丸，每服 10 g，日服 3 次，随访半年未见反复，且心电图、血压、血脂均基本正常而告愈。

六、讨论

高血压病属于中医"眩晕""头痛""中风"等范畴，祖国医学认为本病的发生与情志失调、饮食不节、内伤虚损等因素有关。蛭星元龙降压汤选用逐痰化瘀、软坚通络、平肝潜阳之品组方。方中生水蛭、土元、川芎、丹参、川牛膝、山楂活血化瘀。现代药理研究证实这类药品均能扩张毛细血管和解除小动脉痉挛，降低血液黏稠度，改善微循环，且具有明显的降脂作用，对改善动脉粥样硬化有着重要的作用。生南星、石菖蒲降痰通络。苦参、甘松具抗心律失常的作用，能迅速调节心律。天麻、夏枯草、决明子、豨莶草具软坚通络、平肝潜阳之功效，同时也具有较好的降血脂作用，调节机体阴阳平衡，对高血压引起的头痛、头晕、失眠、耳鸣等症状能迅速缓解，且疗效持久。干地龙、蜈蚣息风通络，具有较明显的降压作用，对高血压引起的肢麻、头痛、头昏疗效迅速且持久。诸药合用，相辅相成，使降压作用更为显著。

（原载于《陕西中医》1999 年第 8 期，有修改）

蝉蜕临床新用

林伟、顾中欣

蝉蜕味甘,性寒,归肺、肝经。具有疏散风热、透疹利咽、明目退翳、息风止痉的功效,常用于风热感冒、麻疹、小儿高热惊厥、夜啼、破伤风及天行赤眼等症。我们在临床上还发现蝉蜕治疗支气管哮喘、急性肾炎、阵发性心动过速等疾病,具有较好的效果,现总结如下。

1. 支气管哮喘

支气管哮喘是呼吸道变态反应性疾病,其病理变化有支气管痉挛、黏膜水肿和黏稠的分泌物,造成支气管管腔狭窄而发生呼气性呼吸困难。我们在治疗本病时以蝉蜕与麻黄相配伍,以收宣肺平喘之效,再配川贝润肺化痰,黄芩清肺止咳,其效甚佳。

李某,女,6岁。咳嗽气喘3天。既往有数次类似发作史。查体:两肺呼吸音粗,可闻及喘鸣音。胸片示两肺纹理增粗。诊断为支气管哮喘。予中药治疗。

蝉蜕 6 g 麻黄 4 g 川贝 6 g 黄芩 5 g

共服用 6 剂,患儿咳喘缓解,听诊两肺呼吸音清晰,复查胸片正常。

2. 急性肾炎

急性肾炎是小儿常见的泌尿系统疾病，以急性起病、血尿、蛋白尿、水肿、高血压等为特点，属中医"水肿"范畴，是多种原因所致的全身气化功能障碍的一种表现。治疗拟清热解毒，利尿消肿。我们在临床上发现蝉蜕有缓解肾脏血管痉挛、改善肾脏血流量、恢复肾脏功能、降低尿蛋白等作用，用于治疗急性肾炎多收显效。

张某，男，9岁。双眼睑水肿伴血尿1周，2周前有上呼吸道感染病史。查体：神清，精神不振，咽部轻度充血，两肺呼吸音清晰，心率94次/分，律齐，无杂音，腹软，肝脾肋下未及，肾区无叩击痛，双眼睑及双下肢水肿。血常规：血红蛋白110 g/L，白细胞 10×10^9/L，中性粒细胞百分比64%，淋巴细胞百分比38%；尿常规：尿蛋白（++），红细胞10~30个/高倍视野，白细胞5~6个/高倍视野，颗粒管型1~4个/高倍视野。诊断为急性肾炎。给予中药治疗。

蝉蜕10 g　　鱼腥草20 g　　玉米须10 g　　益母草12 g
石韦10 g　　茯苓10 g　　白术10 g　　防风8 g
车前子15 g（包煎）　　白茅根12 g

服药1周后，尿蛋白（±），红细胞3~6个/高倍视野。服药3周后尿检正常，随访1年，未再复发。

3. 阵发性心动过速

阵发性心动过速属中医"心悸"范畴，在临床上大致可分为心虚胆怯、心血不足、阴虚火旺、心阳不振、水饮凌心、心血瘀阻等证型。现代药理研究证实蝉蜕有镇静作用，与其他各药配伍可用于各型心动过速的治疗，皆能取得满意效果。

贾某，女，54 岁。心悸反复发作 3 年，发作时胸闷气急，面色苍白，四肢不温，舌淡苔白，脉象虚弱。心电图示室上性心动过速。中医诊断为心悸（心阳不振型），西医诊断为室上性心动过速。

蝉蜕 20 g　　桂枝 10 g　　　附子 10 g　　　党参 15 g
煅龙骨 30 g（先煎）　　　煅牡蛎 30 g（先煎）
炙甘草 6 g

服药 1 剂后即觉心悸好转，再服 4 剂，诸症悉解，复查心电图正常。

（原载于《中国临床医生杂志》2002 年第 3 期，有修改）

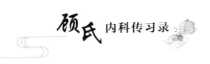

自拟解疲汤治疗慢性疲劳综合征 35 例

李雪峰、严华、顾中欣

慢性疲劳综合征（chronic fatigue syndrome，CFS），是以持续或反复发作的虚弱性疲劳为主要特征，无任何其他器质性病变的疾患，经充分休息难以恢复的一组症候群。笔者在多年临床中尝试用自拟解疲汤治疗本病 35 例，均取得良好疗效，现报道如下。

一、一般资料

本组 35 例患者均来自门诊，均按国际公认的 1994 年由美国疾病控制与预防中心（CDC）制定的 CFS 诊断标准明确诊断。35 例患者中，男性 21 例，女性 14 例；年龄最小者 23 岁，最大者 59 岁；病程 6 个月~5 年。

二、治疗方法

中药内服，处方如下。

西洋参 10 g（先下）		砂仁 10 g（后下）	
炮姜 10 g	炒苍术 15 g	生麦芽 15 g	败酱草 15 g
石见穿 15 g	生黄芪 20 g	炒薏苡仁 30 g	炒防风 12 g
八月札 12 g	郁金 12 g	厚朴花 12 g	茵陈 12 g

黄连 3 g　　　炒杏仁 9 g　　　制大黄 6 g

每日 1 剂，水煎取汁 400 mL，分 2 次口服。症状消失后，依其舌脉表现辨证给予六味地黄丸或补中益气丸调理 1 个月。

辅助治疗：① 倡导健康的生活方式，包括合理膳食、均衡营养、规律睡眠、劳逸结合、适度锻炼；② 心理疏导；③ 推拿脊背，每次 20~30 分钟，每日 1 次。

三、治疗结果

参照 1993 年《国外医学·中医中药分册》中《中医诊治慢性疲劳综合征的疗效标准探讨》一文制定的疗效标准评定疗效。35 例患者中，24 例显效（临床主症及兼症消失 ≥2/3），占 68.6%；9 例有效（临床主症及兼症消失 ≥1/3），占 25.7%；2 例无效（临床主症及兼症消失 <1/3 或无改善），占 5.7%。总有效率为 94.3%。

四、病案举例

陈某，男，32 岁。疲劳乏力年余。患者平时工作繁忙，性格内向，1 年前因与家人吵架后情志不舒，逐渐感觉疲劳乏力，头晕头痛，记忆力下降，发热多汗，肌肉酸痛，困倦乏神，失眠多梦，食欲不振，寐不解乏，呈进行性加重。在多家医院求治，多次查肝肾功能、血糖、血脂、血尿常规正常，头颅 CT、心电图、B 超均无异常，服用许多中西药，效不佳。刻下：疲劳，头昏沉痛，困倦乏力，嗜睡、多梦、眠浅易醒，醒后仍觉疲乏，急躁易怒，郁郁寡欢，食纳不佳，食后脘腹胀满、嗳气、肠鸣、大便溏薄，每日3~4次，小便黄，口干而黏，渴喜冷饮。望之面色晦暗，神疲，情绪低落，唇干，爪甲无华，甲床干燥起刺。舌质紫暗，边有齿痕，苔薄黄腻，脉左弦滑、右沉弦。患者因气机郁滞，影响脾胃，中州斡旋失司，诸症丛生。治当疏肝解郁、温运中州、清化湿浊。方选自拟解疲汤，每日1剂，水煎400 mL，分2次口服。10日后复诊，症状基本消失。嘱其畅情志，调饮食，辅以健脾汤药调理而愈。

五、体会

多数学者认为慢性疲劳综合征是人体长期处于高度紧张、劳累状态，使神经系统功能失调，免疫系统功能异常，导致机体多系统、多脏器功能紊乱。且现代医学目前并无较为理想的治疗方法。此病的基本病机可概括为虚与郁，病位以心、肝、脾、肾为主，涉及五脏，其病因与情志失调、饮食失节、劳倦过度、先天不足有关。虽然临床表现为一派虚象，但是因郁而引发者在临床上占多数。肝属木，其应为春，春主生发，喜条达疏泄，如果长期工作紧张，思虑多，压力大，劳心过度，致使情怀不畅，木郁不达，有如春木被郁，生机被遏，失去生发之性，而精神委顿、抑郁，甚至对生活失去兴趣，并会引发其他四脏的功能失调。此时应宣展气机，振奋阳气，使其恢复盎然生机，辅以健脾和胃、清化湿浊、宁心益肾之品，则康复可待。方中西洋参补气清火、养胃生津，配炒苍术、炒薏苡仁达健脾之功；炒苍术燥湿健脾，砂仁化湿醒脾、行气宽中，炒薏苡仁利水渗湿、健脾止泻，防风胜湿止泻、升脾阳，炮姜温中止泻，诸药合用达健脾和胃止泻之能；张锡纯云麦芽"虽为脾胃之药，而实善舒肝气"，其疏肝而无温燥劫阴之弊，可久用重用，且入脾经，能助胃进食，久病耗气损精，而致气衰无力，血必瘀阻，常呈气虚血瘀之候，故用生黄芪益气，伍以制大黄理血活血，同时生黄芪补肺健脾，实卫敛汗，伍以麦芽可加强麦芽生发之气而解肝郁之积；八月札疏肝理气，厚朴花宽中利气、化湿开郁，郁金行气解郁，诸药合用，共起疏肝解郁之效；黄连清热燥湿、泻火解毒，败酱草清热解毒、清利肠中热毒；炒杏仁润肠通便，制大黄和血行瘀，兼有通便功效，二者合用荡涤肠中邪热积滞；败酱草活血行瘀，能促进肝细胞再生和防止肝细胞变性，降酶、降絮，石见穿活血止痛，茵陈清热利湿，配郁金、制大黄活血清肝、利胆退黄。上药共同组方可有健脾益气、疏肝和胃止泻之功。同时，改善患者的不良生活方式，配合心理疏导、推拿脊背，从而使脏腑功能条达，机体的正常活动得以恢复维持。故临床应用能取得较好疗效。

（原载于《浙江中医杂志》2010年第12期，有修改）

自拟舒胃消萎散治疗慢性萎缩性胃炎42例

李雪峰、严华、顾中欣

慢性萎缩性胃炎（chronic atrophic gastritis，CAG）是以胃黏膜上皮和腺体萎缩，黏膜变薄，黏膜肌层增厚及伴有肠上皮化生，不典型增生为特征的慢性胃病，属临床常见病、多发病，在慢性胃炎中占10%~30%。本病是胃癌前状态中最常见的一种，转癌率达4%~12%。笔者于2004年1月—2009年12月，采用自拟舒胃消萎散治疗慢性萎缩性胃炎42例，取得满意效果，现报道如下。

一、临床资料

42例患者均来自门诊，经电子胃镜和胃黏膜病理活检，明确诊断为慢性萎缩性胃炎。其中，男性24例，女性18例；年龄最小者30岁，年龄最大者65岁；治疗前后，用胃镜对照观察，病理活检、取材位置尽量一致，以治疗前病变最严重的部位为准。

二、治疗方法

处方如下。

太子参 20 g　炒白术 15 g　麦冬 15 g　三七 15 g
京三棱 15 g　莪术 15 g　仙鹤草 15 g　生黄芪 30 g
半枝莲 30 g　白花蛇舌草 30 g　　蒲公英 30 g
炙甘草 6 g

以上药物共研为细末，2 次/天，10 g/次，姜、枣煎汤调服，1 个月为 1 个疗程，共治疗半年。泛酸者加乌贼骨 15 g，脘胀者加徐长卿 10 g，咽干者加天花粉 10 g，夹湿者加砂仁 6 g，寒甚者加高良姜 10 g。Hp 感染者，采用奥美拉唑 20 mg，1 次/天，丽珠胃三联，4 片/次，早晚各 1 次，二药连服 7 天以抗 Hp 感染。

三、疗效标准

临床表现：临床症状和体征基本消失，食欲恢复正常为显效；临床症状和体征基本减轻，食欲增加为有效；临床症状和体征无任何改善为无效；临床症状加重或增多为恶化。

四、胃镜表现

显效：① 黏膜颜色基本恢复正常，或灰白、灰黄基本消失。② 黏膜颗粒状增生基本消失。③ 血管透见不清楚。具备一项者即为显效。有效：上述 3 项中任何 1 项减轻或病变范围缩小。无效：胃镜检查无变化。恶化：胃镜所见病变加重或范围扩大。

五、病理活检

显效：① 炎性细胞浸润消失。② 不典型增生由重度转为中度，或由中度转为轻度。③ 肠上皮细胞化生由重度转为轻度。④ 胃黏膜腺体萎缩由重度转为轻度，或由中度转为浅表。上述 4 项中第①、②、③项中占 2 项为显效，或有第④项者为显效。有效：① 炎性细胞浸润减轻。② 不典型增生由中度转为轻度，或由轻度转为消失。③ 肠上皮细胞化生由重度转为中度，或由中度转为轻度，或由轻度转为消失。④ 胃黏膜腺体萎缩由重度转为中度，或由中度转为轻度，或由轻度转为浅表。以上 4 项具备 1 项者即为有效。无效：上述各项均无变化。恶化：胃黏膜腺体萎缩、炎性细胞浸润、肠上皮细胞化生、不典型增生等，有其中 1 项较原来加重。

六、治疗结果

42 例患者中，显效 7 例，有效 30 例，无效 4 例，恶化 1 例。总有效率 88.1%。典型病例如下。

聂某，女，42 岁。半年前行胃镜检查，确诊为慢性萎缩性胃炎伴糜烂，Hp 阳性，病理提示为中重度不典型增生伴肠上皮细胞化生。服用疏肝和胃、理气止痛的方药治疗，同时予以抗 Hp 治疗，1 周后症状大减，2 周后症状消失，遂改用健脾益气中药丸。6 周后，患者出现胃脘闷胀、纳呆、心烦不寐、胃痛隐隐、咽干的症状，复查胃镜提示胃黏膜充血水肿加重，病理提示为重度不典型增生伴肠上皮细胞化生。患者于 2007 年 5 月 16 日转至我处就诊。观其面色萎黄，舌体胖而有齿痕，舌质光红无苔，紫气隐隐，脉细弦。细审病机，证属气阴两虚，胃络瘀阻。治以益气养阴、化瘀解毒剂。

方药：舒胃消萎汤加徐长卿、天花粉各 10 g。上药每日

1剂，水煎取汁400 mL，分2次口服。

10天后复诊，症状大减，继之改服舒胃消萎散，2次/天，10 g/次，姜、枣煎汤调服，连服半年。复查胃镜及病理示慢性萎缩性胃炎伴轻度肠上皮细胞化生。

七、讨论

慢性萎缩性胃炎为常见胃部疾病。动脉硬化、胃血流量不足、烟酒茶的嗜好等都容易损害胃黏膜的屏障机能而引起慢性萎缩性胃炎。慢性萎缩性胃炎发生时，胃黏膜萎缩而被肠的上皮细胞取代即肠化生；炎症继续演变，则细胞生长不典型，即间变；甚至细胞增生而致癌变。胃癌的发生与慢性萎缩性胃炎关系密切，慢性萎缩性胃炎伴肠上皮细胞化生、不典型增生是胃癌的癌前病变，阻止肠上皮细胞化生、不典型增生的进一步发展或逆转其病理改变是进行胃癌二级预防的有效措施，重视癌前病变的治疗是预防胃癌发生的关键所在。

本病依其临床特点隶属于祖国医学的"胃脘痛""心下痞"范畴，易反复发作，迁延不愈，多表现为寒热错杂、毒瘀互结，若壅滞中焦则以胃痛、痞满为主症。胃镜显示胃黏膜红白相间为寒热错杂证的主要表现，而充血、水肿、糜烂等为毒瘀互结的表现。这多与嗜好烟酒、饮食不节、忧思恼怒、素体衰弱、劳倦内伤及用药不当等因素有关。病变部位在中焦脾胃，病性以虚为主，虽亦有虚实夹杂，也是虚多实少，本虚标实。《素问·痿论》曰："脾主身之肌肉。"《丹溪心法·鼓胀》曰："脾土之阴受伤，转运之官失职，胃虽受谷不能运化。"慢性萎缩性胃炎的病理诊断基础为胃黏膜萎缩，正是由于脾阴虚亏，不能"生养肉也"。其在功能上则表现为脾气不升，胃气不降，脾胃气机失调。中焦气滞形成，脾胃虚则气血化源不足，津液不能输布，营养不能畅引，此即气病及血，虚久必瘀。正如《素问·调经论》曰："五脏之道皆出于经隧，以行血气，血气不和，百病乃变化而生。"《临证指南·胃脘痛》曰："经主气，络主血……凡气既久阻，血亦应病，循行之脉络自痹。"综观临床脾胃病患者，不论何种原因所致，只要病程较长，皆可有不同程度的瘀血存在，所谓"久病必瘀"。现代研究亦证实，发生胃部疾患时，胃黏膜瘀血，血液循环出现障碍，而活血化瘀之品可改善微循环，增加胃黏膜血流量，促进胃黏膜固有腺体的再生，消除肠上皮细胞化生和不典型增生，改善胃黏膜局部病变，有利于胃黏膜的修复。

因此，我们本着治病求因的原则，采取健脾益气养阴、解毒化瘀为治。方中太子参、生黄芪、炒白术、炙甘草相配伍共呈补气健脾之效；麦冬配伍太子参具补气养阴之效；仙鹤草配伍益气补血药有补益止血之功，半枝莲、白花蛇舌草、蒲公英清热解毒，凉血活血，现代药理研究表明这 4 味药具有抗肿瘤的作用；京三棱、莪术、三七行滞化瘀，改善微循环，补中寓通。全方攻补兼施，寒温并用，标本兼顾，滋而不腻，温而不燥，扶正不留邪，祛邪不伤正，使虚弱之脾胃得以振奋，上下气机得以条达，毒邪去，瘀血通，则痞胀得消，诸症自除，胃黏膜萎缩得以逆转。

(原载于《陕西中医》2011 年第 5 期，有修改)

蛭星元龙汤

李雪峰、顾中欣

方名：蛭星元龙汤。

生水蛭 6~10 g　生南星 10 g　土元 10 g　地龙 10 g
生黄芪 20 g　茜根 10 g　川芎 15 g　三七 10 g
天麻 10 g　川牛膝 10 g　甘草 6 g

功能：祛风化痰，活血通络。

主治：脑梗死（痰瘀阻络型）。

用法：每日 1 剂，水煎取汁，早晚分服。

方解：脑梗死的发生与供应血管本身病变、血管内血液成分改变及血流动力学改变等 3 大因素相关。本病属中医学"中风""眩晕"范畴，病位在心、脑，与肝、肾、脾相关，痰、瘀、毒、风、火、气是其最常见的病理因素，痰瘀互阻乃中风的基本病理环节。蛭星元龙汤中，生水蛭破血通经、逐瘀消积，生南星通经络、祛风燥湿化痰，二者相伍为君，共奏祛风化痰、活血通络之功；臣以土元、地龙虫药，性咸寒，善走窜，搜风剔络，发挥破血通经逐瘀之效；生黄芪益气化瘀，川芎、川牛膝、三七活血化瘀通络，天麻、茜根祛风通络平肝，改善脑供血；甘草清热解毒，调和诸药。诸药合用，共奏祛风化痰、活血通络之功。

（原载于《江苏中医药》2013 年第 6 期，有修改）

顾中欣运用血府逐瘀汤加减辨治失眠案

郭尧嘉、顾中欣

顾中欣,主任中医师,江苏省名中医,扬州市非物质文化遗产"顾氏内科中医术"代表性传人。顾老出身于中医世家,幼承庭训,熟读医籍,临床经验丰富。笔者有幸侍诊左右,有感于顾师治疗失眠疗效显著,现总结如下。

失眠,中医称为"不寐"。顾师认为,失眠一症,病位在心,涉及肝、脾、肾。不寐的病理变化,总属阳盛阴衰,阴阳失交,病机关键为阳不入阴。"阳"是指"气"的运动状态,"阴"是指"气"的收藏状态,"阳不入阴"是指"气"进入不了"收藏"的状态,大脑皮层无法被抑制,导致失眠。临床上多因饮食不节、情志失常、劳倦、思虑过度或病后、年迈体虚等因素,使"气"的运动、收藏状态失衡,导致心神不安,神不守舍,不能由动转静而致不寐病证。劳心过度致使心神不宁,暴怒伤肝而使气郁化火,忧思伤脾而致气血亏虚,肺脾失调而使痰湿作祟,久病入络而致气滞血瘀。凡此种种,均可导致阴阳失调,阳不入阴而致不寐。

临床治疗上,顾师要求做到"抓总纲,详辨证"。首先要抓住"阳不入阴"这一病机总纲,以"引阳入阴"为治疗大法,调理人体一身之气,使其运动、收藏状态恢复正常。

其次详辨证，则是指辨别临床中引起患者"阳不入阴"之因，如气血亏虚者予以益气养血，痰湿食作祟者予以除湿化痰消食，血瘀者予以活血化瘀。诸如此类，不一而足。兹举案如下。

赵某，女，41岁，职员。夜寐不宁，易醒难眠，眠而不实，乱梦纷呈，舌黯有紫气，苔薄白，脉细涩。处方如下。

全当归 10 g	川牛膝 10 g	怀牛膝 10 g	桃仁 10 g
红花 10 g	丹参 10 g	川芎 10 g	炒枳壳 10 g
柴胡 10 g	延胡索 10 g	桂枝 10 g	生地黄 15 g
熟地黄 15 g	赤芍 15 g	茯神 15 g	石菖蒲 15 g
珍珠母 30 g	磁石 30 g	合欢米 30 g	夜交藤 30 g
甘草 6 g			

7剂。患者服用后，睡眠明显改善，效不更方，继服7剂而痊愈。

按语：王清任《医林改错》中云"不寐一证乃气滞血瘀"。此方为血府逐瘀汤加减而成，王氏言其"夜不能睡，用安神养血药治之不效者，此方若神"。以血府逐瘀汤为主进行加减，可通过调畅气机、养血活血、祛瘀活血，逐步改善和恢复人体睡眠机能，从而达到愈病之目的。顾师认为，这与现代医学所讲的脑供血不足所致的失眠有相近之处。个别患者虽无明显瘀血征象，但用本方加减治疗亦有效果，此例患者即是如此，除舌脉外，并无明显气滞血瘀之症。去除影响"气"的正常运动、收藏功能的气滞血瘀的病因，使阴阳调和，则不寐自愈。

最后，不寐属心神病变，因此顾师认为重视精神调摄和讲究睡眠卫生具有实际的预防意义。且顽固性失眠患者更是大多长期服用安眠药，对安眠药产生依赖，减少依赖则需要患者在配合中药治疗的基础上，逐渐减量。服药方法上，采用振阳以静阴方法的，建议在白天服用；采用镇静安神方法的，则建议在睡前加服。综上，以起到事半功倍的疗效。

（原载于《浙江中医杂志》2018年第1期，有修改）

顾氏抑菌和胃饮治疗 Hp 相关性胃炎疗效观察

王燕、李雪峰、郭尧嘉、葛勤、顾中欣

顾中欣系我院主任中医师，全国基层名老中医药专家传承工作室指导老师，江苏省名老中医，江苏省老中医专家学术经验继承工作指导老师，扬州市中医名师，扬州市非物质文化遗产"顾氏内科中医术"代表性传人。从医50余载，致力于脾胃病的诊治和研究，有着丰富的临床经验和精深的理论造诣。笔者有幸跟随顾中欣老师学习，发现其自拟"抑菌和胃饮"治疗 Hp 相关性胃炎取得满意的疗效，现报道如下。

一、临床资料

共60例患者，均来源于本院脾胃科2015年12月至2017年6月的门诊患者，其中男性32例，女性28例；年龄20~70岁；病程1~20年。全部病例均经过本院电子胃镜检查确诊为慢性胃炎，^{14}C 呼气试验检测为阳性，慢性浅表性胃炎38例，慢性萎缩性胃炎22例。

二、治疗方法

自拟抑菌和胃饮组方如下。

炙黄芪 15 g　　党参 12 g　　炒白术 10 g　　法半夏 12 g
吴茱萸 4 g　　黄连 5 g　　蒲公英 15 g　　枳壳 10 g
陈皮 10 g　　炙甘草 6 g

每日 1 剂，水煎 400 mL，分 2 次，早、中饭后服用。1 周为 1 个疗程，连续服用 4 个疗程。气滞者加香附、柴胡，纳差者加炒山楂、六神曲，反酸者加乌贼骨、大贝母，疼痛明显者加元胡、白芍。

三、疗效标准

1. 临床表现

参照 2002 年《中药新药临床研究指导原则》中胃脘痛证的疗效标准。① 临床治愈：用药后症状、体征消失或基本消失。② 显效：用药后症状、体征明显改善。③ 有效：用药后症状、体征均好转。④ 无效：用药后症状、体征均无明显改善，甚或加重。

2. Hp 清除率表现

① 有效：^{14}C 呼气试验检测为阴性。② 无效：^{14}C 呼气试验检测为阳性。

四、治疗结果

60 例患者中，治愈 5 例，显效 21 例，有效 30 例，无效 4 例，总有效率 93.33%。经 ^{14}C 呼气试验检测，治愈和显效的病例均为阴性，有效病例中有 18 例为阴性，无效 4 例患者均为阳性，总转阴率 73.33%。

五、典型病例

赵某，女，52 岁，教师。2016 年 3 月 7 日第一次来诊。主诉：胃脘疼痛胀闷 2 年余。患者 2 年多来常感胃脘疼痛、胀闷不适，时有嘈杂、嗳气、咽干、神疲乏力、纳少、夜寐欠佳，二便正常，舌质红，苔黄腻，脉细滑。胃镜检查示慢性浅表性胃炎，^{14}C 呼气试验检测为阳性。证属脾胃虚弱，湿热内蕴。治以补脾益胃、清化湿热。予以抑菌和胃饮。

炙黄芪 15 g　　党参 12 g　　炒白术 10 g　　法半夏 12 g
吴茱萸 4 g　　黄连 5 g　　蒲公英 15 g　　枳壳 10 g
陈皮 10 g　　六神曲 12 g　　乌贼骨 12 g　　炙甘草 6 g

7 剂，水煎服，每日 1 剂。嘱患者分 2 次饭后口服，每次 200 mL。要求患者规律饮食，饮食清淡，避免辛辣刺激和甘甜滋腻之食物。1 周后复诊，症状明显减轻，继用前方加减调治 3 周，症状消失，^{14}C 呼气试验检测为阴性。

六、讨论

慢性胃炎是指不同病因引起胃黏膜的慢性炎症或萎缩性病变。现代医学认为 Hp 感染是其发病的主要原因，长期 Hp 感染所致的炎性及免疫反应可使部分患者发生胃黏膜萎缩和肠上皮细胞化生。大量研究表明，Hp 感染后自发清除比较少见，必须予以根除 Hp，就能使胃炎症状明显减轻。我们称慢性胃炎伴有 Hp 感染为 Hp 相关性胃炎。

Hp 相关性胃炎无特定中医病名与之对应，但根据其症状可归属于中医"胃脘痛""胃痞"等范畴。祖国医学认为其发病多与六淫内侵、饮食失调、七情内伤、劳倦内伤等因素相关。《素问·评热病论》言："邪之所凑，其气必虚。"Hp 相关性胃炎大多病程较长，病情反复，缠绵难愈，故顾师认为该病与正气不足有关。脾胃一直被历代医家尊为"后天之本"，脾胃同居中州，灌溉四傍，以膜相连，脾宜升则健，胃宜降则和，脾胃健运，则正气充沛，不易为外邪所侵。再则中医对 Hp 从未有过明确的记载，但根据易反复感染、迁延难愈的特点，顾师把它归属于"湿邪"的范畴，脾胃虚弱，运化失常，湿邪内生，正气不足，易感外湿，内外合邪，困于脾胃，日久化热，湿热蕴结，更伤脾胃。

基于以上理论，在经过多年的临床观察和总结后，顾师认为脾胃虚弱是发病的根本，其病机为"脾胃虚弱，湿热蕴结"，故自拟抑菌和胃饮，具有健脾和胃、清化湿热之功。方中炙黄芪、党参、炒白术补益脾胃之气，枳壳、陈皮理气和中，法半夏降逆和胃、消痞散结，六神曲消食化积、健脾和胃，蒲公英、黄连清热利湿，吴茱萸辛热开达、疏利气机，兼防苦寒药凝滞，乌贼骨燥湿制酸，炙甘草补脾益气，调和诸药。现代药理研究表明，黄芪、党参能增强和调节机体免疫功能，可以提高机体的抗病力，亦有较广泛的抗菌作用；白术对胃、十二指肠平滑肌有双向调节作用，能防止胃溃疡的发生；甘草有抗溃疡、抑制胃酸分泌、缓解胃肠平滑肌痉挛及止痛作用；蒲公英、黄连的煎剂对金黄色葡萄球菌、绿脓杆菌、肺炎双球菌、少数致病真菌有抑制作用，亦对 Hp 有较强杀灭作用。由此可见顾氏抑菌和胃饮对 Hp 有明显的抑制和杀灭作用，故对 Hp 相关性胃炎有良好的疗效。

（原载于《实用中医药杂志》2018 年第 2 期，有修改）

畏寒肢冷验案

郭尧嘉、顾中欣

顾中欣，主任中医师，全国基层名老中医药专家传承工作室指导老师，江苏省名中医，扬州市非物质文化遗产"顾氏内科中医术"代表性传人。顾中欣出身于中医世家，幼承庭训，熟读医籍，继祖业志于岐黄，对中医内科杂病、男科、妇科均有着丰富的临床诊治经验，先后在《四川中医》《浙江中医杂志》等期刊发表学术论文40余篇，多次获得仪征市科技论文奖。笔者在2015年拜师于顾师门下，顾师临床上诊治不少疑难杂症，现就1例畏寒肢冷案做如下报道。

病史简介：患者于15年前的夏天，沐浴后吹空调，遂感恶寒发热，就诊后好转，其后逐渐出现恶寒怕冷不适，四末冰冷，夏天亦然，天冷加剧，得热则舒，腰背酸痛，活动后减轻，时发心慌不适，月经或早或迟，经行有紫色血块，且双乳胀痛。舌淡，苔薄白微腻，脉细数。曾先后就诊于江苏省中西医结合医院、南京鼓楼医院，均考虑为风湿免疫性疾病（可能为系统性红斑狼疮或干燥综合征），予以羟氯喹、白芍总苷、泼尼松等药物治疗后病情未见明显好转，遂就诊于我处。四诊合参，当属祖国医学之痹证，辨证为脾肾阳虚、痰湿凝聚证。治疗上当以温补脾肾、益气活血为大法，佐以消痰散结。处方如下。

  鹿角片 10 g（先煎）　　柴玄胡各 10 g
  土贝母 20 g　　夏枯草 20 g　　橘叶 6 g　　橘核 10 g
  生牡蛎 30 g（先煎）　　仙鹤草 10 g
  鹿衔草 15 g　　菟丝子 20 g　　紫石英 20 g（先煎）
  油松节 30 g　　鸡血藤 20 g　　桂枝 10 g　　生黄芪 20 g
  当归 10 g　　甘松 10 g　　川怀牛膝各 10 g
  地榆 20 g　　熟附片 5 g　　生鸡内金 15 g
  山药 20 g　　甘草 6 g

  7 剂，水煎服，日 1 剂。药后患者恶寒怕冷症状明显减轻，仍守原方，根据症状变化加减调理数次而痊愈。

  按语：本案患者的发病，乃是沐浴后，汗腑大开，风寒湿邪直入而致。患者所受风寒湿邪，迁延日久，易致脾肾阳虚，久病生痰，痰多则怪病。因此患者多次在三甲医院行风湿免疫等相关检查，均提示部分抗体阳性或弱阳性改变。但患者相关疾病的特殊症状表现均不明显，反而是恶寒重，四肢冰凉，得热则舒，得热则汗出。因此，治疗上仍应当以痹证辨证，以温补脾肾、益气活血、消痰散结为大法而取效。方中鹿角片、熟附片、鹿衔草、菟丝子、紫石英、川怀牛膝、山药等温补脾肾，生黄芪、桂枝、当归、鸡血藤等益气活血，柴胡、玄胡、土贝母、夏枯草、橘叶、橘核、生牡蛎等消痰散结，诸药合用，寒、痰、瘀得消，则诸症自除。

（原载于《中国中医药报》2018 年 3 月刊，有修改）

乌梅、僵蚕治疗胆囊息肉临床实践

黎强、顾中欣

文献报道的胆囊息肉发病率差别很大,介于 1.5%~9.5%,大规模流行病学报告人群胆囊息肉发病率多在 5% 左右,男性居多。胆囊息肉有一定癌变概率,限于无创检查对早期恶变检出率低,患者对于手术的惧怕,目前对胆囊息肉保守治疗的需求显著提升。中医治疗胆囊息肉有一定优势,顾师结合前人经验,在临床中运用验方僵蚕、乌梅随证化裁治疗胆囊息肉多有应验,现总结如下。

一、对胆囊息肉疾病的认识

1. 西医的认识

胆囊息肉由西医提出,是指胆囊壁向腔内呈息肉样突起的一类病变的总称,又称"胆囊隆起性病变"。临床上所指的胆囊息肉包括由胆囊炎症所引起的黏膜息肉样增生、胆囊黏膜细胞变性所引起的息肉样改变、胆囊腺瘤性息肉以及息肉样胆囊癌等。胆囊息肉在病理上有良性息肉和恶性息肉之分。良性胆囊息肉分为良性肿瘤性息肉和假瘤性息肉两大类,其中良性肿瘤性息肉可来源于上皮组织(腺瘤)和支持组织(血管瘤、脂肪瘤等),而假瘤性息肉则包括胆固醇性息肉、炎性息肉、胆囊腺肌瘤病、组织异位性息肉等。胆囊腺瘤性息肉是潜在的癌前病变，与胆囊癌的发生有关。诊断主要依赖于影像学检查，包括 B 超、CT、胆囊造影术等。

治疗上主要涉及对胆囊息肉良、恶性的判定，从而做到早期发现恶性病变及癌前病变，早期手术切除。

2. 中医的认识

胆囊息肉，中医归属于"胁痛"范畴。胆囊息肉的形成原因有 2 个：一是由于肝郁气滞，疏泄失常，气血运行不畅，久郁成瘀而致；二是因肠胃积滞，运化失常，水湿内停，蕴而化热，上蒸肝胆，使肝失疏泄，久郁成瘀而致。肝胆经络循行两胁，肝失疏泄，气滞不行故两胁胀痛；木郁克土使脾胃气滞，故脘腹胀满或疼痛；湿热内蕴，肝胆气逆，故见口苦咽干、烧心。舌苔黄腻乃肝脾湿热上蒸所致。本病的治疗原则应以疏肝利胆、清热泻火、健脾祛湿为主。

二、乌梅、僵蚕性味

1. 乌梅

《本草求真》云："乌梅，酸涩而温，似有类于木瓜，但此入肺则收，入肠则涩，入筋与骨则软，入虫则伏，入于死肌、恶肉、恶痣则除，刺入肉中则拔，故于久泻久痢，气逆烦满，反胃骨蒸，无不因其收涩之性，而使下脱上逆皆治。且于痈毒可敷，中风牙关紧闭可开，蛔虫上攻眩仆可治，口渴可止，宁不为酸涩收敛之一验乎。不似木瓜功专疏泄脾胃，筋骨湿热，收敛脾肺耗散之元，而于他症则不及也……但肝喜散恶收，久服酸味，亦伐生气，且于诸症初起切忌。"中医视息肉为痰凝瘀积之赘生物，但近人治息肉却首选乌梅，值得玩味。这是从《济生方》一书所载之"乌梅丸"（乌梅、醋）悟出。近年来，时贤用本方加穿山甲、三七、僵蚕等化瘀通络、磨坚散结之品治疗直肠息肉、十二指肠息肉、声带息肉、宫颈息肉等，屡获效验。顾师治疗胆囊息肉，则必用乌梅。经曰"木曲直作酸"，乌梅极酸而得木气极厚，故于酸饮之中，大具疏通之力。根据现代药理研究，乌梅有较强的利胆作用。

2. 僵蚕

味咸、辛，性平，归肝、肺、胃经。功效为息风止痉，祛风止痛，化痰散结。僵蚕长于化痰通络，磨坚散结。僵蚕治疗胆囊息肉取其软坚散结之效。

三、临床实践

秦某，男，31 岁。

初诊：胃脘不适、两胁胀痛月余求诊。患者近 1 个月自觉胃脘不适，两胁胀痛，进食油腻后加重。舌质红，苔薄黄，脉弦细。B 超示胆囊毛糙，胆囊息肉。

服药近 1 个月，今日四诊：诸症减轻，舌红，苔薄，脉弦细。中医诊断为胁痛（胆囊息肉、胆囊炎）。证候诊断为肝气郁结、气滞湿热，治以疏肝利胆、清热泻火。拟方如下。

柴玄胡各 10 g	川郁金 10 g	片姜黄 10 g	吴茱萸 5 g
川连 6 g	僵蚕 10 g	乌梅 6 g	
炒白术芍各 15 g	徐长卿 10 g	台乌药 10 g	土贝母 20 g
皂刺 6 g	虎杖 15 g	制南星 10 g	鸡内金 10 g

山药 20 g　　　　沉香曲 10 g　甘草 5 g

7 剂，水煎服，日 1 剂。1 周后胁痛减轻，腹胀解除，临证化裁治疗 1 个月，嘱禁食辛辣之物，怡情养性 2 个月后复查 B 超，胆囊息肉及胆囊炎均消失。

方中柴胡舒畅肝经之气，引诸药归肝经；玄胡活血行气止痛，与柴胡相配伍，疏肝以活血，气血并调；川郁金、片姜黄理气疏肝而止痛，助柴胡以解肝经之郁滞，并增行气活血止痛之效。川连苦寒泻火为君，佐以辛热之吴茱萸，既能降逆止呕，制酸止痛，又能制约川连之过于寒凉，二味相配伍，一清一温，苦降辛开，以收相反相成之效。乌梅利胆，僵蚕则化痰通络，磨坚散结；徐长卿、土贝母清利肝经湿热。炒白术补气健脾，炒白芍柔肝止痛，台乌药行气止痛，皂刺消肿排脓，虎杖清热解毒，制南星燥湿化痰，鸡内金涩精止遗，山药益气养阴，沉香曲疏肝和胃。甘草调和诸药。

四、中医治疗胆囊息肉的常用方剂

1. 逐瘀消症

当归 15 g　　　　赤芍 10 g　　　桃仁 15 g

五灵脂 10 g（包煎）　　　　白花蛇舌草 30 g

煅蛤壳 30 g　　　炙鳖甲 20 g　　醋浸炒香附 15 g

莪术 10 g　　　　金钱草 30 g　　凌霄花 10 g

每日 1 剂，水煎，早晚分服，10 天为 1 个疗程，2 个疗程后复查 B 超观察疗效。6 个疗程无效者停服。胁痛伴有寒热错杂者加柴胡、黄芩；脂肪肝者加生山楂、莱菔子；慢性乙型肝炎谷丙转氨酶增高者加茵陈、垂盆草、虎杖；气虚者加黄芪 30 g；阴虚者加生地黄 15 g，丹皮 10 g。

2. 双花连胆汤

金银花 20 g	野菊花 20 g	柴胡 15 g	白芍 15 g
厚朴 15 g	青皮 15 g	制香附 15 g	元胡 15 g
茯苓 15 g	茵陈 15 g	黄连 10 g	龙胆草 10 g

甘草 10 g

每日 1 剂，分 3 次服，疗程为 30 天。服药期间停用其他药物，禁食肥猪肉及蛋类等食物。

3. 乌僵薏四汤

柴胡 9 g	法半夏 9 g	三棱 9 g	枳壳 10 g
乌梅 10 g	僵蚕 10 g	白芥子 10 g	薏苡仁 30 g
白芍 15 g	连翘 15 g	甘草 6 g	

水煎服，每日 1 剂，煎服 3 次。或制成水丸，每次 9 g，每日服 3 次。一般 2~3 个月为 1 个疗程，病情重者需 2~3 个疗程。肝郁重者加青皮、香附，腹胀重者加厚朴，便秘者加生大黄，以瘀为主者加丹参、桃仁。

该方中柴胡疏肝解郁，疏通肝络；白芍、甘草柔肝缓急止痛，枳壳行气化滞；薏苡仁具有化痰软坚之作用，可治疗多发性息肉。乌梅利胆，僵蚕化痰散结，白芥子、连翘、法半夏善于化痰散结。三棱为血中气药，有活血化瘀之功效。用上方加鳖甲、夏枯草、生牡蛎、丹参等，治疗肝血管瘤也有一定的疗效。

（原载于《养生保健指南》2018 年第 7 期，有修改）

从痰瘀论治痴呆验案

吴祝平、顾中欣

顾中欣,江苏省仪征市中医院主任中医师,江苏省名中医,江苏省名老中医学术继承指导老师,全国基层名老中医药专家传承工作室建设项目专家,从医50余载,精于内科疑难疾病诊治,临床效果显著。现将顾老从痰瘀论治老年性痴呆验案1例整理如下。

赵某,女,76岁,扬州人。2017年11月28日初诊。表情迟钝,健忘,渐至目不识人,进行性加重近1年。扬州市某三级医院诊断为阿尔茨海默病,经数家医院治疗乏效。刻下:表情淡漠,行动迟缓,舌有紫斑,苔薄白,脉细涩。

葛根 30 g	川芎 15 g	天麻 10 g	水蛭 6 g
丹参 15 g	覆盆子 10 g	益智仁 10 g	川牛膝 10 g
怀牛膝 10 g	豨莶草 15 g	三七 6 g	制南星 10 g
天龙 5 g	地龙 10 g	甘杞子 15 g	桑椹 15 g
生鸡内金 10 g	山药 20 g	生山楂 15 g	甘草 6 g

7剂,水煎服。

2017年12月11日复诊,病史同前,药后患者神志明显好转,已能叫出其三儿子乳名,交流也较前顺畅,患者及家属甚喜。效不更方,原方葛根改为50 g,加潼白蒺藜各10 g,石菖蒲 10 g，远志 10 g，7 剂。此后，治疗大法不变，随证加减。

按语：老年性痴呆是由髓减脑消、神机失用所导致的一种神志异常的疾病，以呆傻愚笨、智能低下、善忘为主要临床表现。顾师认为该病的病因病机为年老肝脾肾亏虚，津、血布化失司，化湿生痰，因虚生瘀，痰瘀互结，阻滞脑络，渐至脑窍失清，而见健忘、行动迟缓、语言謇涩、表情淡漠，病性为本虚标实。该病为老年常见病之一，严重影响老人的生活质量。顾师认为该病发生发展有其基本规律，早发现、早治疗有助于延缓疾病的发展进程，改善生活质量。治疗以活血化瘀、化痰通络、醒脑开窍治其标，滋补肝肾治其本。

本案以葛根、川芎、丹参、水蛭、三七、天龙、地龙、生山楂活血通络，制南星化痰通络，天麻、豨莶草祛风通络，覆盆子、益智仁、甘杞子、桑椹、川怀牛膝补肝肾，生鸡内金、山药健脾以杜生痰之源，甘草调和诸药，共同达到治疗之目的。二诊增加化痰醒脑之石菖蒲、远志，平肝息风之潼白蒺藜，以增强平肝、化痰作用。此案治疗思路与前医相似，但效果出乎意料。本案的特点，一是大队活血药运用，多靶点作用，顾师对水蛭的运用有丰富的临床经验，于疑难病治疗常收卓效。对于疑难病，顾师常运用活血药 5 种以上，草类、虫类共用，对于增强疗效起到重要作用。二是葛根的运用，顾师认为大剂量葛根对治疗老年痴呆有较好的疗效，最大剂量可用到 200 g，顾师初诊用 30 g，复诊用 50 g 以观察疗效。三是注重标本、痰瘀之间的关系，随证调整，有方有守，长期调理，以求远期效果。

（原载于《中国中医药报》2018 年 6 月刊，有修改）

顾中欣治疗百合病验案 1 则

葛勤、李雪峰、顾中欣

百合病，症状百出。《金匮要略·百合狐惑阴阳毒病证治第三》云："百合病者，百脉一宗，悉致其病也。"现行中医药学教材认为百合病是心肺阴虚内热引起的疾病，多发于热病之后，也有因为情志不遂，日久郁结化火，销铄阴液而成。自古多数医家推崇"百合病见于阴者，以阳法救之；见于阳者，以阴法救之"。治以补虚清热，养血凉血，用百合地黄汤、百合知母汤等方。笔者有幸跟随全国基层名老中医顾中欣学习，兹将临诊百合病一案介绍如下。

案例：王某某，女，26 岁，江苏仪征人。初诊于 2015 年 12 月 16 日（产后 6 个月）。自诉怀孕时常感孤单、胸闷不适，善悲欲哭，忧愁思虑，胸胁胀痛，不能自主控制。自产后开始感尿道灼热，排尿时明显，小便黄，会阴部及少腹坠胀，心悸，情绪变化时症状加重，夜寐差，常常整夜不能入眠，纳食不香，舌红，苔薄，脉细弦数。外院反复查尿常规未见异常。心电图示窦性心动过速（107 次/分）。自发病以来，多处求诊，口服各种西药，效不佳。就诊全程声泪俱下，哭诉已影响正常生活。顾中欣主任详细问诊，拟方如下。

柴胡 10 g　　川郁金 10 g　　制香附 10 g　　炒枳壳 10 g

生黄芪 30 g　　菟丝子 20 g　　升麻 10 g

煅龙牡各 30 g（先煎）　　佛手 10 g　　橘叶 6 g

橘核 10 g　　远志 10 g　　甘松 10 g　　茯神 15 g

生鸡内金 10 g　　山药 20 g　　乌药 10 g　　徐长卿 10 g

石韦 15 g　　萆薢 10 g　　甘草 6 g

7剂，水煎服，日1剂。嘱其勿忧愁思虑太过，多出门与人玩乐，避免独处胡思乱想。1周后该患者复诊，已能正常沟通，未再哭诉，自诉尿道灼热感、心慌、夜寐差及纳差等症已明显减轻，情绪已能基本自己管理好，并已开始上班，能正常地工作，舌红，苔薄，脉细弦。调整方药如下。

百合 20 g　　柴胡 10 g　　川郁金 10 g　　制香附 10 g

炒枳壳 10 g　　生黄芪 20 g　　升麻 10 g

煅龙牡各 30 g（先煎）　　菟丝子 20 g　　佛手 10 g

橘叶 6 g　　橘核 10 g　　远志 10 g　　甘松 10 g

茯神 15 g　　乌药 10 g　　徐长卿 10 g　　石韦 15 g

萆薢 10 g　　甘草 6 g

7剂，水煎服，日1剂。1周后三诊，患者诉尿道灼热感、心慌等症已全部消失，要求调治带下病。

按语：顾中欣主任认为百合病可由多种病因导致，发病形式也多样，治法不可拘泥于成方，唯辨证论治方可获良效。该患者由于孕产特殊时期，耗伤气血，本为气阴两虚，加之自身情绪管理不佳，气机郁滞，气郁日久，化火伤阴，导致阴虚愈重，滋生百合病。顾主任在治疗该患者时选用柴胡疏肝散合百合地黄汤加减，既疏肝解郁治标，又补虚清热治本。《本草纲目》曰："急则治其标。"故初诊时治疗上重于疏肝解郁治标，兼顾清虚热治本。药以味辛、苦、寒之柴胡、川郁金、制香附，入肝胆二经，取"苦能降，辛能散"之功，共用以疏肝理气、解郁宽中；橘叶、橘核疏肝行气散结；炒枳壳理气宽中；佛手、乌药、甘松又入脾胃经，开郁醒脾，与健胃消食之山药、生鸡内金同用，苦降调和；生黄芪可补一身之气，与升麻共用，升阳举陷，解会阴及少腹坠胀之苦；石韦、萆薢清热利尿；茯神、远志均归心经，可宁心定悸，合重镇安神之煅龙骨、煅牡蛎共用，增宁心安神助眠之功；现代药理研究显示徐长卿有镇静作用；菟丝子补益肝肾；甘草调和诸药。诸药合用方起疏肝、解郁、安神之功，兼具补虚之用。二诊时患者肝郁症状已明显减轻，《素问·阴阳应象大论》曰："治病必求于本。"此时加用仲景百合地黄汤中主药——百合，其入心经，性微寒，可清心除烦，宁心安神，用于热病神思恍惚、失眠多梦、心情抑郁、喜悲伤欲哭等病证。《本草述》云："百合之功，在益气而兼之利气，在养正而更能去邪。"此时用以清气分之热，补中有清，清中寓补，无论阴伤与邪热之多寡，统而治之。并减轻生黄芪用量，防温热太过。顾主任未选用生地黄，是考虑患者并未出现烦热躁扰、吐衄发斑等血分热证。

（原载于《湖南中医杂志》2018年第6期，有修改）

顾中欣治疗癌症的策略与经验总结

吴祝平、顾中欣

顾中欣主任中医师为江苏省名中医、江苏省老中医药专家学术经验继承工作指导老师、全国基层名老中医药专家传承工作室建设项目专家，精于内科、男科、妇科疑难疾病诊治。笔者有幸跟师学习，收获颇多。现对顾中欣老师诊治癌症的策略与经验做一点总结。

一、关于癌症论治的概述

癌症为多种恶性肿瘤的总称，以脏腑组织发生异常增生为基本特征。临床表现主要为肿块逐渐增大，表面高低不平，质地坚硬，时有疼痛、发热，并伴纳差、乏力、日渐消瘦等全身症状。《黄帝内经》中无癌症名称，但是《素问·玉机真脏论》有"大骨枯槁，大肉陷下，胸中气满，喘息不便，内痛引肩项，身热脱肉破䐃，真脏见，十月之内死"类似癌症的症状。《诸病源候论·积聚病诸候》云："诸脏受邪，初未能为积聚，留滞不去，乃成积聚。"《景岳全书·杂证谟·积聚》提出癌症的治疗原则："凡积聚之治，如《经》之云者，亦既尽矣，然欲总其要，不过四法，曰攻，曰消，曰散，曰补，四者而已。"

顾老师认为，当代癌症发病率呈快速上升趋势，为多种病因复合致病。病因主要为外感六淫毒邪，包括工业废气、石棉、煤焦烟炱、放射性物质等邪毒之气入侵；七情怫郁，始而伤气，继必及血；饮食失调，烟、酒、辛辣、腌、炸、烧烤，损伤脾胃，正气亏虚，气虚血瘀；脾胃虚弱，清者难升，浊者难降，留中滞膈，瘀而成痰；宿有旧疾，治不得法或失于调养，损伤正气，加重或诱发气、血、痰、瘀，凝结阻滞于体内；久病伤正，年老体衰。癌症基本病机为正气内虚，气滞、血瘀、痰结、湿聚、热毒等相互纠缠，日久积滞形成肿块。病机属性为本虚标实。初期邪盛而正虚不显，故以气滞、血瘀、湿聚、热毒等实证为主。中晚期由于癌瘤耗伤人体气血津液，多出现气血两虚、阴阳两虚等病机转变，邪愈盛，正愈虚，本虚标实，病变错综复杂，病势日益深重。国医大师周仲瑛认为癌症的病因为癌毒，基本病机为癌毒侵袭，损伤正气。然其所说癌毒也即虚、痰、瘀、气、热郁结而成。

癌症辨证论治，一辨病位；二辨病邪性质，痰结、湿聚、气滞、血瘀、热毒，以及是否兼夹；三辨标本虚实；四辨脏腑阴阳，分清受病脏腑气血阴阳失调的不同；五辨病程阶段，分清早、中、晚，以选择治疗方案及预后评估。治疗原则为扶正祛邪，攻补兼施。"治实当顾虚，补虚勿忘实。"初期邪盛，正虚不明显，当先攻之；中期宜攻补兼施；晚期正气大伤，不耐攻伐，当以补为主，扶正培本以抗邪气。扶正之法，根据正虚邪实之不同，调补气血阴阳；祛邪则针对病邪采取理气化湿、化痰散结、活血化瘀、清热解毒等法。

二、顾中欣老师关于癌症的论治策略与经验

癌症的病因病机复杂，辨证治疗总体上宗"扶正祛邪"之大法。顾老师认为，癌症的辨证论治不能脱离现代医学发展的实际，要借鉴现代医学对恶性肿瘤诊治的研究成果，结合中医临床，树立"以人为本、治癌留人"的理念，把握扶正与祛邪的关系，发挥中医药在治疗癌症上的优势，提高患者的生活质量，延长生存期。

1. 论治策略

当前癌症的中医治疗实际上多在西医诊断、治疗的基础上进行，大体分为几类：一是早期癌症患者，手术切除后，以中医药扶正祛邪，调理脏腑功能，促进机体恢复；二是进展期癌症手术或放疗或化疗后，通过中医药治疗干预，预防发生局部侵袭和远处转移，减少复发风险；三是术后功能失调，或放、化疗后严重毒副反应，运用中医药治疗减毒增效，提高免疫力；四是晚期癌症，西医治疗手段基本缺失，运用中医药治疗补益气血津液，调节脏腑功能，尽可能改善患者的生活质量，延长生存期。

日常临床工作中，顾老师强调三点：一是在诊断上，充分运用现代医学技术，明确癌症的诊断，相当于中医辨病名、辨病位、辨病期，作为中医理论辨证论治的重要参考。二是在治疗上，承认目前西医仍然是治疗早期癌症的首选方法这一事实，承认西医本身确实具有的某些优势，如早期癌症的手术切除、癌症治疗方案的规范性等，承认群众对中医治疗癌症的认识还需要一个不断加深的过程。顾老师常说中医药

要适应环境、适应形势，寻求自身发展空间，积极研究中医药治疗癌症的理论与方法，用事实说话，用疗效说话，逐步增强中医治疗癌症的影响力。三是不论患者就诊前采取了何种治疗手段，都要根据患者就诊时的实际情况，在中医药理论指导下辨证论治，必须采用中医思维，分清本虚与标实之间的关系，抓住主要矛盾及矛盾的主要方面，制订不同的治疗原则与方药，以最大程度地保护患者生命，维护患者健康。

2. 扶正祛邪贯穿癌症治疗全过程

理论上中医治疗癌症有分期论治的原则，但是实际临床工作中，中医治疗很少能够包含癌症发生发展的完整的早、中、晚期过程，特别是早期癌症，一是很少能够得到及时诊断，二是患者很少接受中医治疗。中医临床治疗癌症多是中、晚期患者或是配合西医治疗。顾老师认为，既然癌症的基本病机为本虚标实，那么就要将扶正祛邪贯穿于癌症治疗的全过程。在治疗目标上，扶正也就是祛邪，祛邪也即扶正。然而在扶正与祛邪的度的把握上，顾老师积累了丰富的经验。顾老师认为，肺癌本虚以阴虚、气阴两虚为多见，标实以气阻、痰浊、瘀血为多见；肝癌以阴虚、阴阳两虚为多见，标实以气郁、血瘀、湿毒为多见；胃癌以气虚、气阴两虚为多见，气滞、血瘀、痰湿为标；等等。在确定扶正祛邪的大法上，提出扶正在于不同脏腑气血阴阳的调整与分配，祛邪在于理气消结、化痰散结、活血化瘀、清热解毒等几个方面选择上有所侧重，有是证，用是药。

癌症患者中医治疗周期长，有的是终身治疗，由于癌症患者机体抵抗力低下，在癌症治疗过程中，常发生外感、内伤等新发疾病，顾老师宗《金匮要略》"夫病痼疾，加以卒病，当先治其卒病，后乃治其痼疾也"之法，优先治疗新病，但并不忘癌症的存在，往往在治疗新病的同时，适当加入治疗癌症的药物。

3. 重视运用现代抗癌中药研究成果

顾老师师出孟河，推崇章次公"发皇古义，融会新知"的理念，在辨证论治的同时，重视运用现代抗癌中药研究成果。据统计，顾老师抗癌中药使用频率较高的有红豆杉、铁树叶、蛇六谷、藤梨根、蜀羊泉、半枝莲、白花蛇舌草。常用抗癌中药中，清热解毒药如白花蛇舌草、半边莲、半支莲、藤梨根、龙葵、虎杖、贯众等；活血化瘀药如三棱、莪术、铁树叶、三七、桃仁、鬼箭羽等；利水渗湿药如猪苓、泽泻、土茯苓等；化痰散结药如瓜蒌、土贝母、大贝母、南星、半夏、杏仁、牡蛎等；虫类药如蜈蚣、全蝎、僵蚕、土元、蜣螂等。顾老师善于吸收最新研究成果，验证于临床，如2017年《中国中医药报》载，江苏省中医药研究院发现，从紫萼香茶菜中发现抗肿瘤天然成分，对肿瘤细胞有较强的杀伤能力，能引起肿瘤细胞凋亡。顾老师看到报道后，随即嘱药剂科联系采购，并用之于临床。

三、病案举例

1. 胃癌术后未复发调治案

王某某，女，61岁。2015年12月26日初诊。5年前行贲门癌手术，近日自觉饥则泛酸，得食则缓，苔薄白，脉细。

生绵芪30 g　直须参6 g　茯苓神各15 g　姜半夏10 g

青陈皮各 6 g　乌贼骨 10 g　大贝母 10 g　　红豆杉 15 g
熟地黄 15 g　山萸肉 10 g　炒苍白术各 15 g　徐长卿 12 g
台乌药 10 g　百合 20 g　　玄驹 6 g　　　藤梨根 30 g
沉香曲 6 g　　五谷虫 10 g　甘草 6 g

7 剂，每日 1 剂，水煎 2 次服。

2016 年 1 月 4 日复诊，药后诸症减轻，近日口腔溃疡，易汗，苔薄白，脉细。原方加升麻 10 g，浮小麦 30 g，刘寄奴 10 g，肿节风 15 g。7 剂，每日 1 剂，水煎 2 次服。

按语：本案患者术后 5 年，病情稳定。顾老师以直须参、生绵芪、炒白术、茯苓、甘草益气，熟地黄、山萸肉、百合、台乌药补阴，气阴双补。青陈皮、姜半夏、大贝母、乌贼骨、徐长卿、沉香曲、五谷虫、炒苍术理气化湿，和胃降逆，茯神宁心安神，玄驹补肾活血，此为辨证治疗。对于肿瘤患者，顾老师仍不忘祛邪，藤梨根、红豆杉为其喜用之抗瘤药物。二诊针对新出现的症状，在治疗大法不变的前提下，随证治之。

2. 胆囊癌术后复发转移调治案

高某某，男，63 岁。2016 年 1 月 4 日初诊。胆囊癌术后 1 年余，近自觉脘腹不适，胀痛，嗳气则舒，胃纳尚可。2015 年 10 月行 CT 检查，提示肝胆管轻度扩张，肝右叶占位，腹腔和小网膜淋巴结转移。舌胖嫩，边有齿痕，脉细涩。

柴玄胡各 10 g　制香附 10 g　炒枳壳 10 g　川郁金 10 g
红豆杉 15 g　　铁树叶 15 g　藤梨根 30 g　蜀羊泉 15 g
土茯苓 15 g　　丹参 15 g　　棱莪术各 6 g　生鳖甲 20 g
制南星 10 g　　生牡蛎 30 g　蛇六谷 5 g　　生鸡内金 10 g

沉香曲 10 g　　路路通 10 g　　九香虫 5 g　　甘草 6 g

7 剂，每日 1 剂，水煎 2 次服。

按语：本案患者胆囊癌术后 1 年，肝转移、腹腔淋巴结转移。本虚标实，以标实为主，患者胃纳可，身体状况尚好，总体为邪实而正不甚虚。顾老师以祛邪为治疗大法，用红豆杉、藤梨根、蜀羊泉、蛇六谷清热解毒，铁树叶、棱莪术、丹参、生鸡内金活血化瘀，土茯苓、制南星、生牡蛎化痰散结，柴玄胡、制香附、炒枳壳、川郁金、沉香曲、九香虫疏肝理气。路路通活络通经，生鳖甲滋阴潜阳，软坚散结，甘草调和诸药。全方体现祛邪以扶正的治疗原则。

3. 肺癌化疗后调理案

黄某某，男，57 岁。2016 年 8 月 5 日初诊。肺癌，因肿瘤部位不佳，未手术。化疗结束后，要求中医调理。苔薄白，脉细涩。

生绵芪 20 g　　百部合各 15 g　　党参 15 g
蛤粉炒阿胶 15 g　　南北沙参各 15 g　　铁树叶 15 g
白花蛇舌草 15 g　　半支莲 15 g　　蛇六谷 6 g
红豆杉 20 g　　桃杏仁各 10 g　　土牛膝 10 g
土大贝各 10 g　　葶苈子 10 g　　藤梨根 30 g
僵蚕 10 g　　乌梅 6 g　　生鸡内金 10 g
山药 20 g　　甘草 6 g

7 剂，每日 1 剂，水煎 2 次服。

2016 年 8 月 12 日，原方加贯众 15 g，油松节 30 g，7 剂。此后，以上方为基础，随证加减，病情稳定，共复诊 7 次。2017 年 3 月 27 日复诊，病史同前，近日复查 CT，肺部占位缩小，阴影变淡，自我感觉良好，佳象也。

生芪 20 g　　百部合各 15 g　生熟地各 15 g　山萸肉 10 g
葛根 20 g　　红豆杉 15 g　　蛇六谷 10 g　　藤梨根 30 g
老鹳草 15 g　半支莲 15 g　　铁树叶 15 g　　北沙参 15 g
全瓜蒌 12 g　薤白 10 g　　　天龙 5 g　　　　地龙 10 g
蜀羊泉 10 g　制南星 10 g　　蜈蚣 2 条　　　生鸡内金 10 g
山药 20 g　　土贝母 15 g　　大贝母 10 g　　甘草 6 g

7剂，每日1剂，水煎2次服。

按语：本案为肺癌晚期，无法手术，时为邪盛正虚不显。经过西医化疗后，祛邪的同时也伤正，证属气阴两伤，痰瘀互结，热毒内蕴。顾老师宗扶正祛邪之大法，应用复合大方，以生芪、党参、沙参、阿胶、百合、生熟地、山萸肉、葛根补气益阴；以红豆杉、蛇六谷、藤梨根、老鹳草、半支莲、铁树叶、蜀羊泉、土牛膝清解热毒，以土大贝、葶苈子、制南星、全瓜蒌、薤白、天龙化痰散结，以蜈蚣、地龙、生鸡内金活血化瘀。全方较全面地体现了顾老师祛邪以扶正的治疗理念，在治疗过程中，随证施治，调整解毒、化痰、散瘀以及益气养阴的关系，达到以人为本、带瘤生存、提高生活质量的中医治疗癌症的目的。

4. 肺癌纯中医调治案

赵某某，女，68岁。2015年3月15日初诊。肺癌晚期，失去手术机会，亦未进行放化疗。刻下：咳嗽少痰，苔薄白，脉细。

炙麻黄 6 g　　百部合各 15 g　　僵蚕 10 g　　细辛 5 g
桑白皮 15 g　蛤粉炒阿胶 15 g　茯苓 15 g　　姜半夏 10 g

红豆杉 15 g　铁树叶 15 g　藤梨根 15 g　北沙参 15 g
蜀羊泉 15 g　天龙 5 g　　地龙 10 g　　桃杏仁各 10 g
胡颓叶 10 g　大贝母 10 g　土贝母 20 g　鱼腥草 20 g
银花 15 g　　甘草 6 g

7 剂，每日 1 剂，水煎 2 次服。

2015 年 3 月 25 日，复诊。咳嗽减轻，原方加砂蔻仁各 5 g（后下），生鸡内金 10 g，五谷虫 10 g。此后，宗化痰散结、清热解毒、养阴润肺、活血化瘀等治法，随证加减，治疗时断时续，共复诊 13 次，2015 年就诊 8 次，2016 年就诊 4 次，2017 年就诊 1 次，均在顾老师门诊治疗。至 2017 年 3 月 18 日，已生存 2 年余，患者仍从事家务及部分农活。

按语：该案患者发现时已为肺癌晚期，因经济原因，未接受手术、放化疗，整个治疗过程均按照扶正祛邪治疗大法，取得令人满意的效果。这是 1 个难得的使用纯中医药治疗癌症的病例，使人反思当今恶性肿瘤西医治疗上存在的部分问题。而中医药治疗肿瘤的理念、治法、方药、疗效均值得进行研究、推广，让群众信任中医药治疗恶性肿瘤。目前尚缺少让社会普遍接受的中医药治疗恶性肿瘤疗效评价的大数据，这方面值得中医药工作者认真研究。

四、讨论

笔者跟师学习年余，顾老师在癌症治疗中既严守扶正祛邪大法，有方有守，又密切关注出现的各种症状，随证治之。笔者认为，中医治疗癌症的优势在大量的临床实践中已经得到体现，但尚有一些问题有待讨论：一是癌症治疗的疗效评价，西医统计法评价疗效，谓其规范；中医以个体化评论效果，谓其典型。其实各有利弊。如果恰如其分地评价中西医治疗癌症的近期、远期效果，得出中西医各自的特点与优势，以便取长补短，实属必要。上海中医药大学刘嘉湘教授提出的疗效评价指标值得借鉴。将生存时间作为中医治疗恶性肿瘤的疗效评估首要指标；将体重、卡氏评分、证候积分变化作为生存质量的观察指标；将机体细胞免疫功能的改善作为反映人体自身抗病能力的微观指标；将肿瘤负荷的变化确立为近期疗效指标。今后可探索运用信息系统，建立癌症患者数据库，对各类数据进行统计分析，将有利于中医治疗癌症的疗效分析，得出真实的治疗数据。二是患者资料的收集，要加强对癌症患者所有治疗、检查、证候变化等资料的收集整理，全面掌握患者治疗过程中的变化，有利于总结经验。三是建立与患者的交流沟通渠道，由医院肿瘤科牵头，明确专人定期与患者沟通交流，收集相关信息，指导患者康复，对于提高患者生存质量，减轻患者精神负担，规范治疗效果评价将起到重要的作用。四要建立与综合医院肿瘤科的交流与沟通，互相学习肿瘤治疗的进展，对比评价肿瘤治疗的效果，相互借鉴，共同为患者健康提供最有效的保障。

（原载于《国医论坛》2018年第4期，有修改）

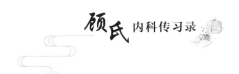

顾中欣老中医从肝论治胃痛临床经验浅析

王德明、黎强、顾中欣

顾中欣,全国基层名老中医药专家传承工作室指导老师,江苏省名中医,扬州市非物质文化遗产"顾氏内科中医术"代表性传人。顾师出身于中医世家,幼承庭训,熟读医籍,继祖业志于岐黄,对内科杂病、男科、妇科均有着丰富的临床诊治经验。其先后在《四川中医》《浙江中医杂志》等期刊发表学术论文40余篇,多次获得仪征市科技论文奖。临床上顾师治疗胃痛疗效显著,现就其临床经验总结如下。

胃痛,亦称"胃脘痛",是以上腹胃脘近心窝处疼痛为主症的病证,常伴有食欲不振、恶心呕吐、嘈杂泛酸、嗳气吞酸等症状,多由肝气郁结、情志不畅、外感寒邪、饮食所伤和脾胃素虚等病因而引发。现代医学的急、慢性胃炎,以及消化性溃疡、十二指肠炎、功能性消化不良等疾病,见有胃脘部疼痛者,均可参考本病。

一、病因病机

关于胃痛的病因病机,早在《黄帝内经》中就有论述。如《素问·举痛论》中提到:"寒气客于肠胃之间,膜原之下，血不得散，小络急引，故痛。"《素问·痹论》曰："饮食自倍，肠胃乃伤。"胃痛，其病位在胃，与肝、胆、脾等脏腑有密切关系。顾师认为，临床上胃痛的发作不外乎2个原因：一为长期精神抑郁、忧思不遂，日积月累，以致肝郁气滞，影响脾胃运化功能而致；二为纵恣口腹，喜食辛酸，或过食生冷，或嗜饮无度，以致脾胃气滞，影响肝木疏泄之性而致。肝（胆）胃（脾）不和是胃痛的主要病机。肝胆属木，脾胃属土，肝胃不和，也就是土木不和，土木之间的相互制约失于平衡，发为胃痛。肝郁、气滞、寒凝、热郁、湿阻、血瘀则为其主要致病因素。

二、从肝论治胃痛

胃痛的治疗，古代医家多有论述。如《兰室秘藏》中"胃脘痛"一门论其治法，大旨不外益气、温中、理气、和胃等。《丹溪心法·心脾痛》谓："大凡心膈之痛，须分新久。若明知身受寒气，口吃寒物而得病者，于初得之时，当与温散或温利之药。"在临床治疗上，顾师要求做到"抓总纲，详辨证"。总纲也就是肝胃不和之主要病机，因此在治疗上以疏肝和胃为总纲。详辨证，则是以"不通则痛"论治，治当以"通则不痛"为原则。但顾师常强调，临床上不能局限于狭义之"通"，而要从广义角度去理解"通"法。《医学真传·心腹痛》曰："所痛之部，有气血阴阳之不同，若概以行气消导为治，漫云通则不痛。夫通则不痛，理也，但通之法各有不同。调气以和血，调血以和气，通也；下逆者使之上行，中结者使之旁达，亦通也；虚者助之使通，寒者温之使通,无非通之之法也。若必以下泄为通,则妄矣。"如胃寒者,散寒即所以通;饮食停滞者,消食即所以通;滞者,理气即所以通;热郁者,泄热即所以通;血瘀者,化瘀即所以通;阴虚者,益胃养阴即所以通;阳弱者,温通脾阳即所以通。当然,在临床上,有些患者往往不是单一的证型,那就要诸法合用,不可顾此失彼。故在临床中当合具体病情病证而灵活使用相应治法,使之丝丝入扣才能善用"通"法,以取得满意疗效。

同时顾老在临床上还根据其多年的用药经验,灵活配伍使用一些对药来增加疗效。例如,僵蚕配乌梅可以用来治疗胃息肉、疣状胃炎;肿节风配刘寄奴治疗消化性溃疡、糜烂性胃炎效果颇佳;天花粉配仙鹤草则往往用来治疗伴有肠上皮化生的患者。

三、病案举隅

张某某,女,34岁。胃脘不适,疼痛隐隐反复发作已3月余,口苦,食纳一般,舌淡红,苔薄白,脉细弦。电子胃镜示:慢性胃炎伴糜烂增生,贲门增生,Hp阴性。病理提示轻度慢性萎缩性胃炎伴肠上皮细胞化生。

八月札 10 g	台乌药 10 g	檀香 5 g	沉香曲 15 g
百合 20 g	天花粉 10 g	吴茱萸 5 g	川连 6 g
刘寄奴 10 g	肿节风 15 g	炙僵蚕 10 g	乌梅 10 g
天花粉 15 g	仙鹤草 15 g	徐长卿 10 g	甘草 6 g

7剂,水煎服,日1剂,早晚分服。治疗后患者病情明显好转,效不更方,再服7剂而愈。

按语：该患者属于肝胃不和的证型。顾师常说"治肝可以安胃"。具体而言，肝胃不和是慢性消化道疾病，特别是慢性胃炎、溃疡，甚至是增生等疾患发病的基本病机，从肝胃论治则能增强辨证的准确性，提高治愈率。肝胃失调所致胃痛十分常见，主要有以下情况：一为疏泄太过，木旺克土，治疗以抑肝气、泻肝火为主，并重视酸甘之品以柔肝、缓肝的运用；二为疏泄不及，木郁土壅，治疗宜用辛散之品，疏肝理气；三为脾胃亏虚，土虚木乘，通过健脾益气、益胃养阴以培土，酌配酸敛以抑肝。另顾师在治疗胃痛患者时，不管何种证型，皆喜配伍使用徐长卿一药，言其类似西药中的消炎止痛药物，止痛效果尤著。

四、预后

顾师认为胃痛在预防上要重视精神与饮食的调摄。患者要注意有规律的生活与饮食习惯，忌暴饮暴食、饥饱不均；胃痛持续不已者，应在一定时期内进食流质或半流质饮食，少食多餐，以清淡、易消化的食物为宜；忌粗糙多纤维饮食，尽量避免食用浓茶、咖啡、烟酒和辛辣等，进食宜细嚼慢咽，慎用水杨酸、肾上腺皮质激素等西药。同时保持乐观的情绪，避免过度劳累与紧张，也是预防本病复发的关键。

（原载于《中西医结合心血管病电子杂志》2018年第22期，有修改）

补肾益气活血法治疗慢性特发性血小板减少性紫癜经验

谢坚、李雪峰、黎强、陈中红、王德明、顾中欣

特发性血小板减少性紫癜是一组因血小板免疫性破坏,导致外周血小板减少的出血性疾病。该病以广泛皮肤黏膜及内脏出血、血小板减少、骨髓巨核细胞发育障碍、血小板生存时间缩短及抗血小板自身抗体出现等为特征,病因不明。经西医治疗3个月无效或效不显者,转投中药调理较多,而本病中后期多以肾气不足、气血虚挟血瘀为主。

慢性特发性血小板减少性紫癜西医治疗常用糖皮质激素,或行脾切除手术,采用免疫抑制疗法、血小板输注疗法、大剂量静注丙种球蛋白疗法、血浆置换疗法等,副作用都比较大,或伤肝肾功能,或治疗暂时有效,久则无效,或久不治愈。其中应用糖皮质激素治疗最常见且最常用。

中医学认为紫癜是血分病,属于斑、疹、衄血等门,是血液外溢至皮肤、黏膜,形成出血点和瘀斑,以及鼻、齿龈、内脏组织出血的综合病态。古籍称为"肌衄",《张氏医通》谓:"其衄血种种,各有所从,不独出于鼻者为衄也。"气和血,是供养脏腑的物质基础,又是脏腑功能活动的产物。气为阳,血为阴,阴阳互根,气血相互滋生、相互依存。《素

问·调经论》云:"血气不和,百病乃变化而生。"治疗疾病,重在调整气血,平衡阴阳。正如清代王清任所强调的"治病之要诀,在明白气血。"国医大师颜德馨强调"久病必有瘀,怪病必有瘀"。在补血的同时,应加用活血化瘀药,可以增强治疗的效果。凡血液不循常道,或上溢于口鼻诸窍,或下泄于前后二阴,或渗出于肌肤,所形成的一类出血性疾患,统称为血证。在古代医籍中,亦称为血病或失血。血证的病机可以归结为火热熏灼、迫血妄行,以及气虚不摄、血溢脉外两类。

顾师认为慢性特发性血小板减少性紫癜中后期应从调肾益气活血法着手,以补肾为要招。顾师擅长运用六味地黄丸中的"三补"熟地黄、山萸肉、怀山药补肾;菟丝子、覆盆子、桑椹子、黄精等补肾精,认为"一滴精十滴血,精足则血亦足"。生黄芪、当归、油松节、鸡血藤等药的运用,亦是从气血调治之。黄芪与当归是取自当归补血汤,黄芪用量要大于当归用量;而油松节与鸡血藤是取自《朱良春医集》中论治紫癜,认为二药同用有增强、升高白细胞及血小板的作用,同时鸡血藤亦有一定的活血功效,可以祛除脉外瘀滞。紫丹参的运用正体现顾师的功力,紫癜之病是血溢脉外,不循常道,而活血药丹参不仅可去脉络内之瘀血,而且可去脉络外之瘀血,起到双向调节作用,目的是使血循常道,不溢于脉外;丹参可活血通经,祛瘀止痛,凉血消痈,清心除烦,《本草纲目》记载:"按《妇人明理论》云,四物汤治妇人病,不问产前产后,经水多少,皆可通用。惟一味丹参散,主治与之相同。盖丹参能破宿血,补新血,安生胎,落死胎,止崩中带下，调经脉，其功大类当归、地黄、芎䓖、芍药故也。"顾师认为，久病必有瘀，虽然紫癜是出血性疾病，但久病血溢脉外，必有瘀血，止血的同时应加用活血化瘀药，否则病必不除。

病案举隅如下。

周某某，女，14周岁。江苏无锡人。2015年9月4日初诊。来时血小板 $24×10^9/L$，经苏州大学附属医院诊断为特发性血小板减少性紫癜，其中白细胞、红细胞、血红蛋白等均有不同程度的异常。患者曾予激素6粒/天，调治半年余，血小板始终未能升至正常水平。转而延请中医诊治，来时精神稍萎，面部浮肿，舌淡红，苔薄滑，脉弦缓，纳谷一般，寐安。顾师从补肾益气活血法论治，处方如下。

生地黄15 g　山萸肉10 g　山药10 g　生黄芪30 g
当归10 g　油松节30 g　鸡血藤20 g　蒲黄炒阿胶15 g
仙鹤草15 g　墨旱莲15 g　徐长卿10 g　菟丝子20 g
黄精15 g　覆盆子10 g　益智仁10 g　丹参15 g
贯众10 g　桑椹子10 g　甘草6 g　生鸡内金10 g
五谷虫10 g

15剂，水煎服。

患者2015年9月30日去苏州大学附属医院检验，血小板 $294×10^9/L$，已恢复正常。由于国庆放假，患者于2015年10月5日复诊，来时甚为欣喜，精神振作，一扫半年来的阴霾情绪，纳谷尚可，舌淡红，苔薄白，脉弦缓，继以补肾益气活血法调治。服药的同时，逐步减量激素，直至停服。以上方加减调治，并于2016年2月10日在无锡市人民医院检验，血小板 $141×10^9$/L，恢复正常。同时激素已停近 4 个月。于 2016 年 2 月 17 日来诊，来时经行少腹疼痛，舌淡红，苔薄白，脉弦。以原方稍加减，隔 1 日服 1 次，至 2016 年 3 月 12 日复诊，血小板 $199×10^9$/L（苏州大学附属医院检验）。反复数次的检查均提示检验结果正常。遂于 2016 年 5 月停药，追访至 2017 年 10 月，患者未见明显异常，检查结果均正常，余一切安好。患者无论从辨证还是辨病均正常，均已康复。顾师认为："久病及肾，久病必有瘀。"久病伤肾，应补肾益气；久病及络，应活血化瘀。而慢性特发性血小板减少性紫癜中后期正是肾气不足，脉络不通，需要补肾益气、活血化瘀，药证相符，所以疗效明显。

（原载于《健康之路》2018 年第 9 期，有修改）

顾中欣运用徐长卿治疗痛证

葛勤、李雪峰、吴祝平、顾中欣

中药所用徐长卿为萝藦科鹅绒藤属植物徐长卿的干燥根及根茎,其味辛,性温,无毒,归肝、胃经,有祛风、化湿、止痛、止痒之功。该药最早记载于《神农本草经》,被列为上品。该药多用于风湿痹痛、腰痛、跌打损伤疼痛等痛证,亦可用于湿疹、风疹等皮肤病。顾中欣主任中医师,为江苏省名中医、扬州市非物质文化遗产"顾氏内科中医术"代表性传人、全国基层名老中医药专家传承工作室建设项目专家,从医50余年,临床经验极为丰富。顾老认为徐长卿内服或外用止痛效果均显著,若临证配伍相关药物,其疗效更佳。现代药理学研究表明,徐长卿及其煎剂含有乙酰胆碱、氯化钡、丹皮酚等成分,均具有止痛和解痉的作用,阐明了徐长卿止痛的药理机制。为有效指导临床运用徐长卿,现将顾中欣老中医相关用药经验总结如下。

一、徐长卿所治病证总结

1. 胃脘痛

《中国药用植物志》载徐长卿治"胃气痛"。徐长卿性味辛温,善祛风散寒止痛,如《太平圣惠方》以此药配伍安息香,治疗"恶痊心痛闷绝欲死"者。顾老临床常配伍刘寄奴、肿节风,三药并用可祛风、散瘀、止痛,尤其适用于胃镜下胃黏膜局部炎症较重(充血、水肿、糜烂)的胃脘痛患者。

2. 腹痛腹泻

《中国药用植物志》谓徐长卿:"治一切痧症和肚痛,胃气痛,食积,霍乱。"《岭南采药录》称其"治小儿腹胀"。民间验方有用其水煎服,可治痢疾、肠炎。国医大师朱良春喜用徐长卿配伍乌梅治疗水土不服的腹痛、泄泻。顾老常以此药治疗伴有腹泻症状的下腹痛患者。

3. 痹证

风、寒、湿三气杂至而为痹证,不论寒热,均以宣痹止痛为大法。顾老临床常与片姜黄配伍,意在行气活血、宣痹止痛,根据患者寒热的性质不同,或祛风散寒,或清热除痹,或补肾蠲痹。

4. 妇科疾病

徐长卿入肝经,能行气化瘀止痛,《贵阳民间药草》以徐长卿、月季花、川芎泡酒内服,可治经期腹痛。顾老也将徐长卿用于妇科疾病中的如寒凝血瘀及慢性盆腔炎等疾病。

二、案例分析

周某某,男,44岁,江苏仪征人。胃脘疼痛,嗳腐吞酸,恶心欲吐,纳差,已20余日,舌红,苔薄,脉细。电子胃镜示糜烂性胃炎。顾老诊为胆胃不和证,予以疏肝理气止痛。

柴胡 10 g　　延胡索 10 g　　吴茱萸 3 g　　黄连 5 g
徐长卿 10 g　　刘寄奴 10 g　　肿节风 10 g
瓦楞子 30 g（先煎）　　大贝母 10 g
生鸡内金 10 g　　　　苏梗 10 g　　茯苓 15 g
刺猬皮 10 g　　甘草 5 g

7 剂，水煎服，每日 1 剂。患者 7 日后复诊，诸症均明显好转，为巩固治疗，上方稍做调整再续 7 剂，胃痛皆瘥。

（原载于《中国民间疗法》2018 年第 9 期，有修改）

顾中欣运用辣蓼、栀子治疗囊肿临床经验总结

黎强、顾中欣

　　顾中欣，主任中医师，江苏省名中医，江苏省老中医药专家学术经验继承工作指导老师，全国基层老中医药专家传承工作室指导老师，扬州市非物质文化遗产"顾氏内科中医术"代表性传人。顾老出身于中医世家，幼承庭训，熟读医籍，继祖业志于岐黄，后深造于南京中医学院医疗系。临诊中潜心研究岐黄之术，对男科、妇科、内科杂病、心脑血管病、肝胆系统疾病均有较丰富的诊治经验。特别对肝炎、肝硬化、中风、肺心病、高血压性心脏病等均有独特的见解及治疗经验。顾老先后创立了榆钱四物汤治疗子宫发育不良，蛭星元龙汤治疗中风、高血压性心脏病，消石散治疗胆囊结石等新疗法，在临床上疗效颇佳。

　　顾中欣全国基层老中医药专家学术传承工作室成立于2015年，现门下学生有10名。笔者拜顾师门下3载，顾老常教导我们："三人行，必有我师焉。"顾老平时注意搜集民间验方，从中汲取丰富的经验。他的处方不拘一格，常常在一些民间验方中加入刚发掘出来的草药，出奇制胜，往往收到意想不到的效果。顾老善于继承前人的经验，并结合自己

的临床实践加以提高升华。本文所述之法即是顾老借鉴前人古法，结合今人研究及自身临床经验总结而成。应用验方辣廖、栀子为基本方，临证化裁治疗胆囊息肉多有应验，现总结如下。

一、对囊肿的认识

囊肿是一种良性疾病，它可以长在人体表面，也可以长在内脏里，为囊状良性包块，其内容物的性质是液态的。一般来说，常见的囊肿有"肾囊肿""肝囊肿""单纯性的卵巢囊肿""巧克力囊肿"。肾囊肿又分为单纯的孤立性肾囊肿和多囊肾。现代医学多采用手术方法治疗，复发率高。我辈中医多用传统医学之法治疗妇科囊肿，多有收效。

囊肿为现代医学病名，相当于祖国医学"症瘕""痞块""瘤瘕"。《丹溪心法·积聚痞块》云："痞块在中为痰饮，在右为食。积在左为血块。"但坚积既久，非寻常气血痰药所能消除，必须内外兼攻，《黄帝内经》所谓"留者攻之""坚者削之"。使愈过半，随即调理气血，然后复攻，方可保十全之效也。凡妇人有痞块，多是血块。

妇科囊肿属中医"症瘕"范畴。妇女下腹有结块，或胀，或满，或痛者，称为"症瘕"。症与瘕，按其病变性质有所不同。症，坚硬成块，固定不移，推揉不散，痛有定处，病属血分；瘕，痞满无形，时聚时散，推揉转动，痛无定处，病属气分。但就其临床所见，每有先因气聚，日久则血瘀成瘕，因此不能把它们截然分开，故前人每以"症瘕"并称。治疗大法以活血化瘀、软坚散结为主，佐以行气化痰，兼调寒热。顾老提出辣蓼散瘀消肿,栀子清利下焦之功,共达活血化瘀、软坚散结之效,随证加减以消症瘕。顾老采纳前人经验,结合自身临证创新性应用辣蓼、栀子治疗囊肿(妇科、肝、肾),取得较佳疗效。

二、辣蓼、栀子配伍的由来

辣蓼、栀子的配伍来源于民间验方,名为"栀子辣蓼汤",2003年6月发表在《中国民族民间医药杂志》上,报道说80例卵巢囊肿患者中,运用栀子辣蓼汤治愈57例,显效23例,总有效率100%。基本方为栀子10 g,辣蓼20 g,甘草6 g。随证加减:气虚者加黄芪30 g;合并盆腔炎者加薏苡仁、败酱草各30 g;腹痛者加香附、川楝子各15 g。上方水煎分4次服,2个月为1个疗程,月经期不用停药。

《全国中草药汇编》(1975年,人民卫生出版社)记载,辣蓼,味辛,性温,主要功效为祛风利湿,散瘀止痛,解毒消肿,杀虫止痒。该药用于痢疾,胃肠炎,腹泻,风湿关节痛,跌打肿痛,功能性子宫出血;外用治毒蛇咬伤,皮肤湿疹。《中草药学》(1974年,上海人民出版社)记载,辣蓼,本品为蓼科植物辣蓼的全草。味辛,性温。功效为温中化湿。临床应用于痢疾,泄泻,小儿疳积等症。辣蓼具辛辣之味,有温中化湿的作用。配合马齿苋、地锦草、青木香等药,可以治疗痢疾、泄泻、腹痛;配合麦芽等药,可以治疗小儿疳积。此外,辣蓼又有化湿解毒的作用,还可用于熏洗湿疹、顽癣等症。蛇犬咬伤,亦可用鲜草洗净,捣烂外敷。

现代药理研究表明辣蓼有抑菌作用:辣蓼(品种未鉴

定）煎剂20%～60%对各种痢疾杆菌于试管内均有抑制作用。新鲜或干燥辣蓼全草的流浸膏或煎剂涂于皮肤，能预防小白鼠感染血吸虫尾蚴。

栀子，又称卮子、支子、山栀。味苦，性寒，归心、肺、三焦经。主治为泻火除烦，清热利尿，凉血解毒。其可用于热病心烦，黄疸尿赤，血淋涩痛，血热吐衄，目赤肿痛，火毒疮疡；外治扭挫伤痛。《丹溪心法》云："山栀子仁，大能降火，从小便泄去。其性能屈曲下降，入所不知。亦治痞块中火邪。"

现代药理研究表明栀子有利胆作用：栀子可促进胆汁分泌量增加，可用于胆道炎症引起的黄疸。抗微生物作用：栀子水浸液对多种真菌有抑制作用，煎剂对细菌生长无抑制作用。

三、病案举隅

马某某，女，36岁，工人。小腹坠胀，下身瘙痒，苔薄舌白，脉弦细。妇科B超示卵巢囊肿。

柴玄胡各10 g　制香附10 g　炒枳壳10 g　土茯苓20 g
墓头回10 g　蛇床子10 g　蜀羊泉10 g　生薏苡仁30 g
败酱草15 g　鱼腥草20 g　刘寄奴10 g　肿节风15 g
辣蓼20 g　　山栀10 g　　黄柏10 g
王不留行子10 g　　　　　川牛膝10 g　鸡冠花10 g
甘草6 g

10剂，每日1剂，分2次服。

方解：辣蓼健脾利湿、活血逐瘀，柴胡功善疏肝调经，为君药。山栀清热凉血解毒，制香附疏肝理气调经，炒枳壳理气行滞，王不留行子活血通经，玄胡活血行气止痛，助柴胡以解肝经之郁滞，并增行气活血通经之效，川牛膝逐瘀通经，为臣药。墓头回、肿节风、土茯苓、败酱草、黄柏、鱼腥草清热燥湿。刘寄奴破血通经，肿节风、败酱草、鸡冠花、蜀羊泉凉血活血，消瘀止带。蛇床子温肾壮阳，燥湿止痒，生薏苡仁利水渗湿，健脾止泻，均为佐药。甘草调和诸药，为使药。诸药相合，共奏疏肝行气、活血祛瘀、凉血止痒之功。

四、小结

囊肿是一种良性疾病，好发于全身多处。现代医学多采用手术方法治疗，复发率高。祖国医学多采用传统之法治疗妇科囊肿，多有收效。顾老采纳前人经验，结合自身临证创新性应用辣蓼、栀子治疗妇科囊肿，取得较佳疗效。同时顾老认为，辣蓼、栀子绝不仅仅应用于卵巢囊肿，也可应用在与其病机相同的其他疾病上，如肾囊肿、肝囊肿、乳房囊肿等。

（原载于《中国民间疗法》2018年第11期，有修改）

顾中欣治疗痹证验案 2 则

夏娟、顾中欣

顾中欣主任为全国基层名老中医,行医 50 余载,钻研医理,注重临床,经验颇丰,擅长治疗内科杂病、妇科、男科及肝胆系统疾病,对痹证的治疗也颇有研究。笔者有幸跟随顾师学习,整理其治疗痹证验案 2 则,公诸同好。

病案一:患者,女,52 岁。2017 年 3 月 16 日初诊。

主诉:既往类风湿关节炎病史 6 年余。病情时轻时重,每遇疼痛时自服双氯芬酸钠肠溶片(扶他林),服药后症状有所缓解。刻下:神清,精神尚可,肢体关节疼痛,双手指关节晨僵明显,面色少华,倦怠乏力,纳谷不香,夜寐欠安,小便调,大便每日 1~2 次,舌淡红,苔薄白,脉细弦。

中医诊断:痹证。辨证:气虚血滞,筋脉失养。拟益气和营、祛风胜湿、通络止痛为治。处方如下。

羌活 10 g	独活 10 g	桑枝 10 g	海风藤 15 g
秦艽 10 g	川芎 10 g	炙黄芪 20 g	当归 10 g
煨木香 12 g	茯苓 10 g	白术 10 g	怀山药 10 g
淫羊藿 10 g	鹿衔草 15 g	首乌藤 15 g	柏子仁 15 g
酸枣仁 15 g	甘草片 6 g		

7 剂,每日 1 剂,水煎,早晚分服。

二诊：2017年3月24日。患者服上方1周后，诸症减轻，纳食可，大便每日1次。拟方如下。

羌活 10 g	独活 10 g	桑枝 10 g	海风藤 15 g
秦艽 10 g	川芎 10 g	炙黄芪 20 g	当归 10 g
煨木香 12 g	白术 10 g	茯苓 10 g	茯神 10 g
怀山药 10 g	淫羊藿 10 g	鹿衔草 15 g	首乌藤 15 g
甘草片 6 g			

每日1剂，连服14剂，诸症蠲除。

按语：顾师治疗痹证乃以益肾壮督贯穿整个治疗过程，此外顾师尤其重视治风理血，故每当益肾壮督时常配以祛风养血、宣痹止痛之药。顾师常以黄芪、当归为药对。黄芪性味甘温，可以荣筋骨，更擅长补气，气足则血旺，血旺则气行有力，常用于因气虚血滞而致筋脉失养的痹证患者。当归性味甘平柔润，擅长补血，《名医别录》谓其可除"湿痹"；《注解伤寒论》谓其能"通脉"；《得宜本草》曾云黄芪"得当归能活血"。顾师认为黄芪、当归相使为用，则补血、生血、活血之效更加显著，有阳生阴长、气旺血生之义，具有促进骨髓造血功能、增强机体免疫力等作用。现代药理学认为，黄芪煎剂可促进骨髓造血细胞DNA合成，加快血细胞分裂，从而促进各类血细胞的生长、发育、成熟过程，增强骨髓的造血功能。实验研究用黄芪煎剂灌服小鼠，结果显示黄芪煎剂可增强小鼠腹腔巨噬细胞的吞噬能力，从而提高机体免疫力。顾师以黄芪、当归为药对以治风理血，实乃从化源滋生处入手。盖人之阳气，资始在肾，资生在脾，且顽痹证多久服风药，当有疏风勿燥之意。

病案二：患者，女，63岁。2017年5月31日初诊。

主诉：既往有类风湿关节炎病史10余年。病情渐重，多次于外院就诊，病情反复，长期服用白芍总苷胶囊（帕夫林）。刻下：神清，精神可，双膝关节疼痛、僵硬变形、屈伸不利，纳寐尚可，二便调，舌偏紫，苔白腻，脉弦涩。

中医诊断：痹证。辨证：痰瘀互结，留滞肌肤，闭阻经脉。拟化痰行瘀、蠲痹通络为治。处方如下。

桃仁10g　　红花10g　　当归10g　　川芎10g

白芍10g　　地龙10g　　僵蚕10g　　茯苓10g

清半夏10g　陈皮10g　　芥子10g　　三七粉5g（冲服）

甘草片6g

7剂，每日1剂，水煎，早晚分服。

二诊：2017年6月8日。患者服上方1周后，双膝关节疼痛有所缓解，仍屈伸不利，原方加用伸筋草15g，千年健15g。7剂，每日1剂，水煎，早晚分服。

三诊：2017年6月16日。患者双膝关节疼痛不显，屈伸有所改善，继服上方14剂后，患者诸症蠲除。

按语：痹证初起，邪痹经脉（多为风寒湿热之邪），络道阻滞，影响气血津液运行输布，累及筋骨、肌肉、关节。痹证日久，气血运行不畅日甚，瘀血痰浊阻痹经络，出现皮肤瘀斑、关节周围结节、关节肿大畸形、关节屈伸不利等，大多疼痛不已，即所谓"络瘀则痛""久痛入络"。顾师认为此时用祛风、散寒、清热、逐湿等草木之品疗效多不佳，必须借助血肉有情之虫类药物，搜剔钻透，直达病所，方可奏效。地龙、僵蚕均为虫类药，可通络搜剔。《本草纲目》谓地龙可治疗"历节风痛";《得配本草》谓其"能引诸药直达病所,解时行热毒,除风湿痰结"。地龙性善走窜,长于通络止痛,且又有利湿清热之功,凡经络痹阻、血脉不畅、肢节不利等,皆可用之,乃治疗痹证的常用药,有"通则不痛"之义。有学者研究指出,地龙提取物具有溶血栓和抗凝血作用,凝胶电泳证实,具有上述作用的物质可能为几种类似蛋白酶的物质,其对人和家兔的血栓均有溶解作用。地龙醇提取物有抗炎作用,并能减轻小鼠扭体反应和热板法小鼠舔足实验所引起的疼痛。僵蚕性味辛咸平,可祛风解痉,化痰散结,亦善于搜风通络。一定剂量的僵蚕注射液可抑制凝血酶诱导的内皮细胞释放,并能抗血栓形成。《医学启源》谓僵蚕"气味俱薄,体轻而浮升",地龙药性咸寒,咸能降泄,两者一升一降,升降协调,舒展经络,以助通络止痛之功。

(原载于《中国民间疗法》2019年第12期,有修改)

自拟乌僵丹汤加味预防结直肠腺瘤术后复发的理论探讨

郭尧嘉、李雪峰

结直肠腺瘤是消化科常见疾病。随着电子肠镜检查的普及，结直肠腺瘤的发现率逐年上升。结直肠腺瘤的癌变率高达61%。目前临床对于其常用的治疗方法主要为内镜下治疗。但单纯行结直肠腺瘤切除术，术后患者易出现复发，相关研究表明，其3~5年复发率为28%~58%。笔者所在科室近年来运用自拟乌僵丹汤加味治疗结直肠腺瘤术后的患者具有一定的效果，现报道如下。

一、临床资料

仪征市中医院脾胃病科2016年7月1日至2019年6月30日收治的结直肠腺瘤患者，经内镜下治疗，术后病理诊断为结直肠腺瘤的患者50例，按照入院顺序随机分成治疗组、对照组，每组25例。治疗组男性15例，女性10例；年龄最大者75岁，最小者35岁；病程最长8年，最短4个月；首次经肠镜治疗者22例，2次以上经肠镜治疗者3例。对照组男性12例，女性13例；年龄最大者76岁，最小者31岁；病程最长12年，最短6个月；首次经肠镜治疗者18例，2

次以上经肠镜治疗者 7 例。两组患者治疗前资料比较无显著性差异（$P>0.05$），具有可比性。

二、治疗方法

两组患者均常规行电子肠镜下内镜黏膜切除术/内镜黏膜下剥离术（EMR/ESD）治疗，并给予预防感染、止血、营养支持等对症处理 3~5 天，无术后迟发性肠穿孔、迟发性大出血等并发症。在此基础上，治疗组给予自拟乌僵丹汤加味继续治疗，1 个月为 1 个疗程，连续 3 个疗程，2 个疗程之间间歇 3 天。自拟乌僵丹汤加味方以乌梅、僵蚕、丹皮、党参、白术、茯苓、薏苡仁、法半夏、炒枳壳、甘草为主方。脾虚明显者，加山药；伴阳虚者，加肉豆蔻；气滞明显者，加槟榔；有热者，加黄芩。对照组出院后不再给予其他相应处理。

三、疗效观察

两组患者均于 12 个月后行电子肠镜复查 1 次，如无复发，则于 18 个月后再复查 1 次。如发现息肉复发，治疗组再予肠镜下息肉切除，并再予自拟乌僵丹汤加味治疗 3 个疗程；对照组如果发现息肉复发，仅给予肠镜下切除。

四、结果

治疗组术后 12 个月、18 个月的复发患者为 1 例、3 例，术后 18 个月的复发率为 16.0%。对照组术后 12 个月、18 个月的复发患者为 4 例、4 例，术后 18 个月的复发率为 40.0%。治疗组复发率明显低于对照组，两组比较有显著性差异（$P<0.05$）。

五、体会

结直肠腺瘤在中医学上属"肠覃""泄泻""便血"等范畴。"息肉"病名首见于《灵枢·水胀》，其云"寒气客于肠外，与卫气相搏，气不得荣，因有所系，癖而内著，恶气乃起，瘜肉乃生"。魏品康等认为"痰"乃结直肠腺瘤的致病因素、病理产物，更是其在内镜下治疗后复发的根本原因。刘添文等认为"脾虚寒湿"是其病机所在，单纯内镜下腺瘤切除，是治标不治本，只有改变患者脾虚夹湿的根本所在，改善患者体质，才能根治腺瘤。结合各家观点与临床实践，笔者认为，结直肠腺瘤属于本虚标实之证，其病机关键在于脾虚为根本，夹有痰、湿、瘀等病理产物。病因多由于先天禀赋不足，或后天饮食失节，导致脾胃受损，运化失常，酿生痰湿，阻滞气血运行，湿、痰、瘀互结而成腺瘤。因此临床上治疗应侧重健脾化湿，以化痰祛瘀理气为治疗大法。笔者自拟乌僵丹汤，以标本同治为立方基础。方以乌梅、僵蚕、丹皮、党参、白术、茯苓、薏苡仁、法半夏、炒枳壳、甘草为主方。脾虚明显者，加山药；伴阳虚者，加肉豆蔻；气滞明显者，加槟榔；有热者，加黄芩。乌梅性平，味酸涩，归肝、脾、肺、大肠经，具有敛肺、涩肠、生津、安蛔等功效。《神农本草经》载其有"死肌，去青黑痣，蚀恶肉"的功效。僵蚕性平，味辛，归肝、肺、胃经，可祛风解痉、化痰散结、清热解毒。丹皮性微寒，味苦辛，归心、肝、肾经，可清热凉血、活血祛瘀，三药合用为君，可解肠道痰、湿、瘀日久蕴结之毒,是为治标。臣以党参、白术、茯苓、薏苡仁、法半夏健脾祛湿,是为治本,佐以炒枳壳理气,甘草调和诸药,诸药合用,共奏健脾化湿、理气化痰祛瘀之功效。长期服用,患者"脾虚夹湿"体质得以改善,湿、痰、瘀等病理因素得以祛除,则腺瘤不易复发。且现代药理研究表明,乌梅、僵蚕、丹皮等药物均具有较强的抗菌、抗炎、抗肿瘤、调节免疫等作用。

总之,经过临床观察,自拟乌僵丹汤加味可以起到很好的预防结直肠腺瘤复发的效果,且其毒副作用小,患者耐受性高,可以做到长期服用,值得在临床上推广应用。此次纳入分析的病例数相对较少,后期值得深入进行大样本、多中心的临床研究,并进行相关主药的药理研究,进一步论证乌僵丹汤预防结直肠腺瘤术后复发的相关机制,进而开发临床制剂,以便更好地在临床推广使用。

(原载于《中国民间疗法》2021年第16期,有修改)

顾中欣以气虚血亏辨治免疫性血小板减少症经验

吴祝平、李雪峰、郭尧嘉、王燕、葛勤

免疫性血小板减少症为血小板特异性自身抗体致敏的血小板、单核-吞噬细胞系统过度破坏，自身抗体抑制巨核细胞产生血小板或细胞毒性T淋巴细胞直接溶解血小板，导致血小板破坏增多或生成减少，属自身免疫性疾病。免疫性血小板减少症临床表现为皮肤黏膜出血、紫斑、瘀斑、鼻出血、牙龈出血、月经过多、血尿、胃肠出血等，急性发作以儿童为多，慢性发作以成年女性较多。实验室检查显示血小板减少、脾脏不增大、血小板特异性抗体阳性等。目前，西医治疗该病以激素、免疫抑制剂、脾脏切除等为主，不良反应较多，且易反复发作。

顾中欣，江苏省仪征市中医院主任中医师，江苏省名中医，全国基层名老中医药专家传承工作室指导老师，江苏省老中医药专家学术经验继承工作指导老师，从事中医临床50余年，学验俱丰，治疗内科、男科、妇科疑难病有独特见解。笔者跟随其学习，受益颇多。现将顾中欣老师治疗免疫性血小板减少症的经验总结整理成文，与同道共享。

一、病因病机

免疫性血小板减少症属中医"发斑""斑毒""血证""虚劳"等范畴。《黄帝内经》中没有与该病相似的记载。《金匮要略·百合狐惑阴阳毒病证治》记载:"阳毒之为病,面赤斑斑如锦文,咽喉痛,唾脓血……阴毒之为病,面目青,身痛如被杖,咽喉痛。"所述与免疫性血小板减少症发斑症状有类似之处。《诸病源候论·小儿杂病诸候》提出:"斑毒之病,是热气入胃,而胃主肌肉,其热挟毒,蕴积于胃,毒气熏发于肌肉,状如蚊蚤所啮,赤斑起,周匝遍体。"《丹溪心法·斑疹》载:"内伤斑者,胃气极虚,一身火游行于外所致。"以上记载均以发斑为辨证要点,然免疫性血小板减少症除有发斑症状外,还有部分患者仅血液学检查显示血小板减少,有各类出血风险,但尚未出现出血症状。国医大师周仲瑛认为,该病病机多为肝肾亏虚,阴血不足,或脾肾气虚,统摄无权,同时瘀热内蕴,血溢脉外,血失归藏,瘀、热贯穿始终,深蕴营血,伤阴耗气动血。顾中欣老师认为,免疫性血小板减少症主要是因内伤所致,神劳伤心,体劳伤脾,房劳伤肾,气郁伤肝,劳欲过度,导致心、脾、肾气阴损伤,损伤于气,则气不摄血,气虚血瘀,气滞血瘀;损伤肝、脾、肾,则肝失藏血,脾不统血,肾不生血。顾中欣老师将免疫性血小板减少症归于"虚劳""血证"范畴,认为其主要病机为气血阴阳失调,精血不生,气虚不固,气血津精均不足,而成虚劳之证,甚者血溢肌肤、血行脉外而出现各类出血症状。

二、论治经验

顾中欣老师认为,免疫性血小板减少症初期没有出血症状,有些无明显虚象,往往无证可辨,需结合现代临床检验结果进行辨证。顾中欣老师总结临床实践,多从气血亏损、肝脾肾虚损辨证论治,主要从以下几方面入手。

1. 调理气血

气为血之帅。《景岳全书》谓:"有形之血不能即生,无形之气所当急固。"顾中欣老师治疗免疫性血小板减少症将益气养血贯穿始终,以当归补血汤、四物汤为基础,取黄芪30 g,当归10 g,配用人参、仙鹤草、三七、丹参等,补血活血并用。如临床出现皮下紫斑,或血小板计数小于$30×10^9$/L,加活血止血药,选用仙鹤草、茜草、地榆、墨旱莲等,既可止血,又有养阴补虚之功,少用或不用收涩止血之品。

2. 补脾滋肾

顾中欣老师分析免疫性血小板减少症的临床症状及病因病机,认为该病以肾精不足、阴阳两虚为主,故治疗时当以益肾填精为主,以归芍地黄汤为基础,取生地黄、熟地黄、山萸肉、黄精、桑椹滋阴养血,加蒲黄炒阿胶,以血肉有情之品增强养血之力;加菟丝子、补骨脂、益智仁、桑寄生温肾阳,取阴阳双补之意。

3. 专药运用

国医大师朱良春认为,油松节、鸡血藤合用具有扶助正气、增强人体免疫力的作用,能增加白细胞、血小板数量。

顾中欣老师借鉴朱老经验，且经多年临床实践，将其广泛运用于各类因免疫力低下所致病证，如反复呼吸道感染、肿瘤化疗后白细胞下降、再生障碍性贫血等虚劳病证，且剂量以油松节30 g、鸡血藤20 g为佳，验之患者，疗效颇佳。

4. 中西医互补

重度免疫性血小板减少症如不及时治疗，有脑出血及内脏出血的危险。血小板计数大于$50×10^9/L$时，相对安全，血小板计数小于$30×10^9/L$为高危，小于$10×10^9/L$为极高危，运用泼尼松冲击疗法可快速提高血小板总数，剂量为0.5～1.0 mg/（kg·d），治疗4周。血小板达到正常值后，逐步减少泼尼松剂量，每半个月减少5 mg，并观察血小板计数，激素与口服中药并用。

三、病案举隅

患者，女，14岁。2015年9月14日初诊。症见：面色萎黄，四肢散在紫斑，舌淡红，苔薄腻，脉细。2015年3月，患者在苏州某三级甲等医院诊断为免疫性血小板减少症。口服泼尼松治疗，减量后血小板计数有反复。2015年8月28日，血常规结果示血小板计数$24×10^9/L$，给予地塞米松片（0.75 mg/片），每日6片，顿服。2015年9月4日，血常规结果示血小板计数$122×10^9/L$。经人介绍至顾中欣老师处就诊。

西医诊断：免疫性血小板减少症。中医诊断：血证（脾肾不足、气血亏虚证）。治疗予培补脾肾、益气滋阴养血。处方如下。

生地黄 15 g　　玄参 15 g　　茜草 15 g　　仙鹤草 15 g
白茅根 15 g　　土茯苓 15 g　　黄精 15 g　　桑寄生 15 g
当归 10 g　　山萸肉 10 g　　黄芪 20 g　　鸡血藤 20 g
山药 20 g　　菟丝子 20 g　　墨旱莲 20 g　　油松节 30 g
薏苡仁 30 g　　三七粉 5 g（冲服）　　甘草片 6 g

15 剂，水煎服，每日 1 剂。泼尼松改为每日 10 片，2 周后，每 2 周减少 5 mg。

二诊：2015 年 9 月 29 日。病史同前，脉证如前，2015 年 9 月 18 日，血常规结果示血小板计数 $74 \times 10^9/L$。处方如下。

生地黄 15 g　　熟地黄 15 g　　仙鹤草 15 g　　墨旱莲 15 g
黄精 15 g　　玉竹 15 g　　丹参 15 g　　益智仁 15 g
山萸肉 10 g　　当归 10 g　　覆盆子 10 g　　黄芪 30 g
油松节 30 g　　鸡血藤 20 g　　蒲黄炒阿胶 20 g　　菟丝子 20 g
三七粉 5 g（冲服）　　甘草片 6 g

15 剂，煎服法同前。

三至七诊以上方加减，血小板计数维持在 $50 \times 10^9/L$ 以上，但未达标准水平。

八诊：2016 年 1 月 2 日。血常规检查示血小板计数已上升至 $67 \times 10^9/L$，紫斑变淡。处方如下。

生地黄 15 g　　熟地黄 15 g　　蒲黄炒阿胶 15 g　　仙鹤草 15 g
墨旱莲 15 g　　益智仁 15 g　　绵马贯众 15 g　　茯苓 15 g
炒白芍 15 g　　麸炒白术 15 g　　山萸肉 10 g　　当归 10 g
酒黄精 10 g　　制何首乌 10 g　　鸡内金 10 g　　五谷虫 10 g
黄芪 30 g　　油松节 30 g　　鸡血藤 20 g　　菟丝子 20 g

紫石英 20 g（先煎）　　　人参须 6 g　　　甘草片 6 g

20 剂，煎服法同前。

2016 年 2 月 10 日，血常规结果示血小板计数 $141×10^9/L$，泼尼松已停服 1 个月，在上方基础上随证加减，共治疗 1 年，血小板维持正常水平，紫斑渐消，恢复正常生活、学习。2017 年因痛经、上呼吸道感染复诊 2 次，未有复发。2018 年、2019 年因外感各复诊 1 次，原发病未复发，患者一如常人，性情活泼开朗。

按语：该案患者西医诊断明确，治疗符合规范，但仍疗效不显，且不良反应较多。顾中欣老师以益气养血、补肾填精、化瘀止血贯穿治疗始终，随证情变化调整方药，取得预期效果。本案患者治疗分 3 个阶段：第 1 阶段以治标为主，时间近 4 个月，节点标志为血小板基本恢复正常。以生地黄、玄参、墨旱莲、白茅根、玉竹、茜草、仙鹤草、三七、丹参等凉血止血、收涩止血、化瘀止血，佐以益气生血、补肾生髓之品。随着血小板逐步上升，降低止血剂比重，增加补肾填精剂比例，并加入益气健脾药以充养后天之本，同时激素使用量递减。第 2 阶段以治本为主，时间为 1 年，节点标志为血小板持续保持正常，停服西药，间断服用或停服中药。中药治疗以益气养血、补肾填精、健脾益气为主，用黄芪、人参须、当归、生地黄、熟地黄、山萸肉、油松节、鸡血藤、蒲黄炒阿胶、墨旱莲、菟丝子、酒黄精、覆盆子、益智仁，佐以凉血、化瘀之品。治疗大法不变，随证加减。第 3 阶段调节体质，预防复发，时间为 2017 年以后，已停止常规治疗，在治疗其他疾病时，兼顾原有疾病。

四、小结

免疫性血小板减少症发病率近年来有上升趋势,可能与环境污染、生活方式改变等因素有关。顾中欣老师治疗多例该病患者,发现其病机相似,多以气血亏损、精不生血为主,故治疗以益气养血、填精补髓为大法,调整气血阴阳平衡。此外,该法对再生障碍性贫血、白血病化疗后血细胞及血小板减少症的治疗有一定的借鉴意义。

(原载于《中国民间疗法》2022年第9期,有修改)

顾中欣治疗恶性肿瘤验案 2 则

吴祝平

顾中欣，江苏省仪征市中医院主任中医师，江苏省名中医，江苏省老中医专家学术经验继承工作指导老师，全国基层名老中医药专家传承工作室建设项目专家。其从医 50 余载，精于内科、妇科、男科、疑难疾病诊治，对恶性肿瘤治疗有独特的见解与丰富的经验，治疗方法临床效果显著。现将顾中欣老师运用中医药治疗恶性肿瘤验案 2 则整理如下。

1. 肺癌

患者，女，68 岁。2015 年 3 月 15 日初诊。外院诊断为肺癌晚期，失去手术机会，亦未行放化疗，遂求诊于顾中欣老师处。刻下：咳嗽，少痰，苔薄白，脉细。处方如下。

炙麻黄 6 g　桃仁 10 g　苦杏仁 10 g　百合 15 g
百部 15 g　桑白皮 15 g　细辛 5 g　北沙参 15 g
蛤粉炒阿胶 15 g（烊化）　茯苓 15 g　姜半夏 10 g
浙贝母 10 g　地龙 10 g　僵蚕 10 g　土贝母 20 g
金银花 15 g　鱼腥草 20 g　胡颓叶 10 g　红豆杉 15 g
铁树叶 15 g　藤梨根 15 g　蜀羊泉 15 g　壁虎 5 g
甘草片 6 g

7 剂，水煎服，每日 1 剂。

2015年3月25日复诊。服药后咳嗽减轻，原方加砂仁、蔻仁各5 g（后下），生鸡内金10 g，五谷虫10 g。此后，宗化痰散结、清热解毒、养阴润肺、活血化瘀等治法，随证加减，治疗虽时断时续，共复诊13次，均在顾中欣老师门诊治疗。至2017年3月18日，患者已生存2年余，仍从事家务及部分农活。2017年8月，其邻居来诊，谓患者身体尚好。

2. 贲门癌

患者，男，78岁。2015年4月29日初诊。自觉吞咽受阻数月余，腹胀，隐痛，渐进性消瘦，乏力，苔薄白，脉细。患者就诊前在南京鼓楼医院行胃镜检查，病理诊断为贲门癌晚期，建议手术治疗，因患者拒绝手术，遂转请中医治疗。处方如下。

黄芪20 g	党参5 g	茯苓15 g	炒白术15 g
姜半夏10 g	陈皮6 g	炒白芍15 g	吴茱萸5 g
黄连片6 g	白及15 g	乌贼骨10 g	浙贝母10 g
刘寄奴10 g	三七粉5 g（冲服）		红豆杉15 g
藤梨根30 g	蛇六谷6 g	草珊瑚15 g	沉香曲10 g
生鸡内金10 g	甘草片6 g		

7剂，水煎服，每日1剂。

2016年5月6日复诊。原方去白及、炒白芍、炒白术，加柴胡、延胡索各10 g，香附10 g，炒枳壳10 g，焦三仙各15 g。服药3个月，自觉吞咽梗阻感消失。2016年10月12日复查胃镜示：贲门齿状线呈环形，黏膜稍有不规则隆起，表面及周围黏膜糜烂。与前期检查对比，癌面缩小。继续中药治疗，宗扶助正气、理气和胃、化痰散结、活血祛瘀等治法，并加入抗癌中药，随证加减。至 2017 年 8 月，共复诊 27 次，服药 264 剂，吞咽、梗阻症状未出现，纳食、二便正常，身体状况尚好。

按语：肿瘤一病，古医籍无明确的记载，其类似症状可散见于积聚、癥瘕等篇章中，因此在诊治肿瘤时无古训可循。顾中欣老师认为，中医治疗恶性肿瘤，一要遵循中医学辨证论治的原则，辨清疾病的属性；二要辨清患者的身体状况，也就是正气的盛衰程度；三要借助现代医学的检查，确定肿瘤的病位及性质；四要详细了解患者就诊前的治疗情况，如手术切除、放化疗者，或未进行西医治疗者。在治疗方面，必须在辨证的前提下立法用药，根据正邪的虚实偏重而确定扶正祛邪的侧重。一般没有手术或放化疗的患者，病程相对较短，正气尚可，治疗当以祛邪为重，助以扶正；反之则重扶正，助以祛邪，用药各有所侧重。在病位上，用药时应有所考虑，加入相应的引经药，以求药性直达病所。借助现代药理研究成果，在辨证的基础上，加入有抗癌作用的中药，如腺癌选择蛇六谷、蚤休、藤梨根，鳞癌选择半枝莲、山豆根，肉瘤选择龙葵、蛇六谷、壁虎、灵芝等，均可酌情使用，以增强疗效。肺癌案患者确诊时已为晚期，因经济原因，未接受手术及放化疗，顾中欣老师在治疗时均按照扶正祛邪之法治疗，在辨证论治的基础上，加入抗癌中药，取得满意的效果。贲门癌患者因年事已高，拒绝手术，顾中欣老师以理气和胃、化痰祛瘀、清热解毒之法治疗，加入抗癌中药，可消除患者的梗阻症状，延长生存期，提高生活质量。

（原载于《中国民间疗法》2018 年第 10 期，有修改）

顾氏化瘀软肝汤结合拉米夫定对乙肝病毒性肝炎肝硬化患者肝脏功能与中医证候积分的影响

王燕

病毒性肝炎患者在临床上较为常见,若未及时进行抗病毒治疗,转氨酶会反复升高,炎症刺激引起星状细胞活化,释放纤维组织,使其在肝内沉积,进而形成纤维间隔、假小叶,引起肝硬化。此症患者主要症状表现为呕血、黑便等,且反复出现并发症,显著降低了患者的生活质量,威胁生命安全。拉米夫定是乙型肝炎病毒(HBV)DNA逆转录酶抑制剂,可有效抑制HBV DNA正链的形成,有助于提高乙肝病毒e抗原血清学的转换,改善病情,但长期服用易引起毒副反应,预后不佳。中医学认为,病毒性肝炎的主要病机为正虚邪恋、虚实夹杂、脏腑气血功能失调,治疗应以活血化瘀、护肝健脾为主。江苏省名中医、江苏省名老中医工作室指导老师顾中欣主任对肝炎、肝硬化等病具有独特的见解及丰富的治疗经验,笔者有幸跟师学习多年,其自拟的顾氏化瘀软肝汤在临床上疗效颇佳。笔者随机选择我院门诊78例患者作为研究对象,旨在进一步探讨顾氏化瘀软肝汤的应用价值。

现报道如下。

一、一般资料与方法

1. 一般资料

以随机样本抽样法,于我院门诊(2019年1月至2021年6月)收治的乙肝病毒性肝炎肝硬化患者中抽取78例,以抽签法分为对照组($n=39$)、观察组($n=39$)。对照组:男性23例、女性16例,年龄20~66岁,平均(43.00 ± 5.23)岁,病程8~14年,平均(11.00 ± 2.12)年;观察组:男性22例、女性17例,年龄21~66岁,平均(43.50 ± 5.25)岁,病程7~15年,平均(11.00 ± 2.10)年;2组患者临床资料具有同质性($P>0.05$)。本文研究符合《世界医学协会赫尔辛基宣言》。

诊断标准:西医诊断依据《慢性乙型肝炎基层诊疗指南(2020年)》;中医诊断依据《中医病证诊断疗效标准》。

纳入标准:年龄20~66岁;具有气短气促、心悸乏力、呕血、黑便等症状;知情且签署同意书。

排除标准:合并严重恶性肿瘤疾病;肝硬化失代偿期患者;酗酒或有长期大量饮酒史者;对本研究所使用药物过敏者;具有精神类疾病或病史;临床资料不完整、依从性不佳者。

2. 方法

2组患者均接受常规保肝、抗病毒治疗。在此基础上,对照组患者服用拉米夫定,每次100 mg,1次/天。持续治疗6个月。

观察组：顾氏化瘀软肝汤+拉米夫定。于对照组基础上，给予患者顾氏化瘀软肝汤，药方组成如下。

茵陈 15 g	党参 15 g	生黄芪 20 g	茯苓 15 g
五味子 20 g	垂盆草 15 g	叶下珠 15 g	贯众 15 g
炒白术 15 g	炒白芍 15 g	绞股蓝 20 g	三棱 6 g
莪术 6 g	丹参 15 g	玄驹 6 g	楮实子 20 g
生鸡内金 10 g		山药 20 g	焦三仙各 20 g
鳖甲 15 g	三七 5 g	甘草 6 g	

水煎服 400 mL，早晚分服。

3. 观察指标

对比 2 组治疗效果、肝脏功能、中医证候积分、不良反应。

肝功能指标检测方法：于治疗前、治疗后，抽取 2 组患者 3 mL 空腹静脉血，静置 30 min 后，以 3 000 r/min 进行离心处理，持续 15 min，选取血清，应用日立全自动生化分析仪，对患者 AST、ALT、血清 TBIL 进行检测。

中医证候积分判定标准：采用中医证候量表，包括气短气促、心悸乏力、呕血、黑便等症状，分值 0~20 分，分值高低与患者中医证候严重程度呈正相关。

不良反应发生率=头痛发生率+发热发生率+腹泻发生率。

4. 疗效判定标准

治疗总有效率判定标准：显效，指患者中医证候积分改善≥75%；有效，指患者中医证候积分改善 30%~75%；无效，指患者中医证候积分改善<30%。治疗总有效率为显效率与有效率之和。

5. 统计学分析

采用 SPSS 22.0 统计学软件分析数据,以率(%)表示计数资料,数据对比行 χ^2 检验,以 ($\bar{x}\pm s$) 表示计量资料,数据对比行 t 检验。$P<0.05$ 表示差异有统计学意义。

二、结果

1. 对比 2 组治疗效果

观察组总有效率为 97.44%,高于对照组的 79.49%,差异有统计学意义($P<0.05$)。见表 1。

表1 2组 HBV 肝硬化患者治疗效果对比

组别	例数	显效/例(%)	有效/例(%)	无效/例(%)	总有效率/例(%)
对照组	39	14(35.90)	17(43.59)	8(20.51)	31(79.49)
观察组	39	18(46.15)	20(51.28)	1(2.56)	38(97.44)
χ^2 值					4.521
P 值					0.033

2. 对比 2 组肝功能指标、中医证候积分

治疗前,2 组肝功能指标、中医证候积分对比,$P>0.05$;治疗后,2 组肝功能指标、中医证候积分均低于治疗前($P<0.05$),且观察组低于对照组($P<0.05$)。见表 2。

表2 2组 HBV 肝硬化患者肝功能、中医证候积分对比

组别	例数	AST/(IU·L^{-1})		ALT/(IU·L^{-1})	
		治疗前	治疗后	治疗前	治疗后
对照组	39	142.35±25.24	80.54±12.36[①]	161.02±33.36	105.64±17.54[①]

续表

组别	例数	AST/(IU·L^{-1})		ALT/(IU·L^{-1})	
		治疗前	治疗后	治疗前	治疗后
观察组	39	140.30±26.30	55.30±11.30①②	160.58±34.12	54.69±16.47①②
t值		0.351	9.412	0.058	13.224
P值		0.726	<0.050	0.954	<0.050

组别	例数	TBIL/(μmol·L^{-1})		中医证候积分/分	
		治疗前	治疗后	治疗前	治疗后
对照组		44.11±4.45	26.31±1.25①	18.36±3.34	11.34±2.28①
观察组		43.69±5.01	18.14±0.98①②	18.57±3.50	8.01±1.18①②
t值		0.391	32.122	0.271	8.100
P值		0.697	<0.050	0.787	<0.050

注：① 与本组治疗前比较，$P<0.05$；② 与对照组治疗后比较，$P<0.05$。

3. 对比 2 组不良反应

观察组不良反应发生率为 2.56%，明显低于对照组的 20.51%，差异有统计学意义（$P<0.05$）。见表 3。

表 3　2 组 HBV 肝硬化患者不良反应对比

组别	例数	头痛/例(%)	发热/例(%)	腹泻/例(%)	不良反应发生率/例(%)
对照组	39	3 (7.69)	3 (7.69)	2 (5.13)	8 (20.51)
观察组	39	1 (2.56)	0 (0.00)	0 (0.00)	1 (2.56)
χ^2值					4.521
P值					0.033

三、讨论

HBV 感染是导致乙肝肝硬化的主要病因，抗病毒治疗可使患者病毒载量迅速降低，从而有助于改善肝功能。拉米夫定是西医治疗此病的常用药物，可有效抑制 HBV DNA 聚合酶活性、HBV 的复制，降低机体血液、肝脏病毒载量，对肝脏炎性坏死、肝纤维化进程进行抑制。但临床研究证实，患者长期服用拉米夫定极易出现头痛、发热等不良反应，影响治疗效果，预后不佳。

中医学认为，HBV 肝硬化属于"疫毒""胁痛""郁证"等范畴，体内湿热过重，湿热疫毒之邪内侵，导致肝郁脾虚，正气暗耗、阴液亏损，久之导致肝气不疏、肝肾阴虚，结而成痞；此外，患者正气不足、外感邪气、情志不调等因素，易形成肝脾亏虚、湿热瘀毒，引发此病。治疗该病应以清热解毒、补肝益肾、养阴、活血健脾等为主。本文研究发现，相较于对照组，观察组患者肝功能指标改善更明显、中医证候积分降低更显著。ALT、AST、血清 TBIL 是反映肝功能的重要指标，数据提示，顾氏化瘀软肝汤结合拉米夫定具有更高的临床应用价值。分析其原因，本文研究中所用顾氏化瘀软肝汤包含茵陈、党参、生黄芪、茯苓、五味子等多种中药，其中茵陈可清利湿热，党参可活血化瘀、抗菌消炎，生黄芪可固表止汗、托毒生肌，茯苓可通络活血、益肺补脾，五味子可益气生津，垂盆草、叶下珠、贯众、绞股蓝、楮实子可清热解毒，炒白术可补肾护脾，炒白芍可柔肝，三棱、莪术、生鸡内金、焦三仙可破血行气、消积止痛，丹参可祛瘀止痛、除烦安神，玄驹可温肾，山药可止渴生津、健脾，鳖甲可滋阴，三七可化瘀止痛、活血，甘草则调和诸药，共奏活血化瘀、护肝健脾之效。此外，现代药理学表明，白芍、茯苓等中药具有抗炎、改善机体微循环及增强机体免疫功能等作用，可加速肝胶原纤维的吸收、消散，起到降酶保肝等效果，从而改善患者肝脏功能。本研究还发现，与对照组比较，观察组不良反应发生率较低，数据提示联合用药并不会增加药物不良反应，安全性较高。

综上所述，对HBV肝硬化患者，应用顾氏化瘀软肝汤结合拉米夫定治疗效果显著，可改善患者肝脏功能、降低中医证候积分，且药物应用安全性较高，临床价值显著，可继续推广。

（原载于《中国中医药现代远程教育》2023年第11期，有修改）

脾胃虚弱型慢性萎缩性胃炎门诊应用顾氏益胃健脾汤的临床经验

王燕

一、资料与方法

1. 临床资料

选取 2018 年 4 月至 2020 年 4 月在门诊接受治疗的 90 例脾胃虚弱型慢性萎缩性胃炎患者，随机将患者分为研究组与对照组，每组 45 例。其中，研究组有男性 25 例，女性 20 例，年龄为 28~65 岁，平均年龄为（46.21±2.23）岁；对照组有男性 22 例，女性 23 例，年龄为 26~66 岁，平均年龄为（46.01±2.18）岁。2 组患者的年龄、性别以及临床资料没有明显差异（$P>0.05$），具有可比性。本研究经由医院伦理委员会审核批准。

中医诊断标准：符合《中药新药临床研究指导原则》中脾胃虚弱证，即胃脘胀满或隐痛，喜温喜按，大便稀溏，身倦乏力，四肢不温。

西医诊断标准：① 患者出现中上腹不适、食欲不振等临床症状；② 患者经内镜及病理学检查确诊为慢性萎缩性胃炎。

入选标准：① 所有患者均对治疗方案知情并签署《知情同意书》；② 所有患者资料完整。

排除标准：① 孕妇及哺乳期妇女；② 患有精神类疾病者。

2. 方法

对照组患者给予常规西药治疗。给予患者口服 10 mg 的多潘立酮胶囊，餐前半小时服用，1 天 3 次，连续治疗 2 个月。给予患者口服 1 g 的硫糖铝片，餐前半小时服用，1 天 4 次，连续治疗 2 个月。

研究组患者给予顾氏益胃健脾汤治疗。顾氏益胃健脾汤组方如下。

党参 15 g	黄芪 20 g	柴胡 10 g	炒枳壳 10 g
茯苓 20 g	半夏 9 g	陈皮 10 g	乌贼骨 6 g
浙贝母 10 g	吴茱萸 6 g	黄连 6 g	鸡内金 6 g
山药 15 g	沉香曲 10 g	乌药 9 g	刺猬皮 6 g
白花蛇舌草 6 g	仙鹤草 9 g		

加入 500 mL 清水后煮沸，取出 100~150 mL 的药液，口服，早晚各 1 次，连续治疗 2 个月。服药期间应当避免食用生冷、辛辣食物。

3. 观察指标

比较 2 组患者治疗前后的症状积分变化，从腺体萎缩、慢性炎症及异型增生等症状进行评估。其中，无症状为 0 分，轻度症状为 2 分，中度症状为 4 分，重度症状为 6 分。对比 2 组患者的临床治疗效果，疗效评定分为以下 3 类。显效：患者的临床症状基本消失，症状积分下降在 70%~94% 之间；

有效:患者的临床症状有一定程度改善,症状积分下降在30%~69%之间;无效:患者临床症状无明显变化,症状积分小于30%。总有效率=(显效例数+有效例数)/患者例数×100%。

4. 统计学方法

本研究使用SPSS 21.0软件对2组数据进行分析,计量数据采用($\bar{x}\pm s$)描述,用t检验组间数据,计数数据使用率(%)表示,使用χ^2进行检验,以$P<0.05$表示组间对比结果差异具有统计学意义。

二、结果

1. 2组患者治疗前后的症状积分变化对比

2组患者治疗前的腺体萎缩、慢性炎症及异型增生的症状积分对比,差异不具有统计学意义($P>0.05$);2组患者治疗后的腺体萎缩、慢性炎症及异型增生的症状积分低于同组治疗前,研究组治疗后的腺体萎缩、慢性炎症及异型增生的症状积分低于对照组,组间数据相比,差异有统计学意义($P<0.05$),见表4。

表4 2组患者治疗前后的症状积分变化对比

组别	例数	腺体萎缩		慢性炎症		异型增生	
		治疗前	治疗后	治疗前	治疗后	治疗前	治疗后
研究组	45	2.12±0.88	1.24±0.64[①②]	2.68±0.77	0.69±0.27[①②]	3.68±0.84	1.56±0.63[①②]
对照组	45	2.08±0.91	2.02±0.57[①]	2.58±0.72	1.28±0.32[①]	3.71±0.80	2.29±0.58[①]

续表

组别	例数	腺体萎缩		慢性炎症		异型增生	
		治疗前	治疗后	治疗前	治疗后	治疗前	治疗后
t		0.212	2.739	0.636	9.453	0.174	5.719
p		0.833	0.007	0.526	0.000	0.863	0.000

注：①与同组治疗前相比，$P<0.05$；②与对照组治疗后比较，$P<0.05$。

2. 比较 2 组患者的临床治疗效果

研究组治疗总有效率为 93.33%，对照组治疗总有效率为 75.56%。研究组患者治疗总有效率显著高于对照组，差异具有统计学意义（$P<0.05$），见表 5。

表5 2组患者治疗效果对比

组别	例数	显效/例（%）	有效/例（%）	无效/例（%）	总有效率/例（%）
研究组	45	26（57.78）	16（35.55）	3（6.67）	42（93.33）
对照组	45	22（48.89）	12（26.67）	11（24.44）	34（75.56）
x^2		1.605	1.840	12.020	12.020
P		0.205	0.175	0.000	0.000

三、讨论

脾胃虚弱型慢性萎缩性胃炎临床上较为常见，与胃癌的发生发展有密切联系。因此，医学界对于慢性萎缩性胃炎的治疗非常重视。该疾病的病因与患者生活习惯、病毒感染、年龄及遗传等因素相关。该疾病的一般表现为腹痛腹胀、食欲不振等，若不及时治疗，可能会诱发病证恶化癌变，对患者的生命健康造成威胁。脾胃虚弱型慢性萎缩性胃炎的治疗以去除病因为主，顾氏益胃健脾汤能够有效缓解患者的临床症状，降低出现癌前病变的风险，通过对症治疗，提升治疗效果，促进患者恢复。

在中医学理论中，脾胃虚弱型慢性萎缩性胃炎属"胃脘痛""胃痞""嘈杂"等范畴，患者由于脾胃虚弱、肝气犯胃、瘀血凝集，寒邪入侵后导致脾胃运化出现问题，导致湿痰停胃，加上饮食不节、情志不畅等问题，从而导致该疾病的出现。采用顾氏益胃健脾汤对脾胃虚弱型慢性萎缩性胃炎的防治具有良好的效果。其中，党参具有益气健脾的功效，配伍茯苓具有祛湿健脾的作用，柴胡具有疏肝解郁的功效，炒枳壳具有理气宽中、行滞消胀的作用，乌贼骨具有制酸止痛的功效，半夏、陈皮、山药具有活血祛瘀、理气健脾的功效，黄连和黄芪具有清热燥湿、活血化瘀的功效，白花蛇舌草、鸡内金、浙贝母、沉香曲能够起到消痞散结、化食消滞的功效，刺猬皮、仙鹤草具有行瘀止痛的作用，还能够抑制大肠杆菌等，吴茱萸、乌药具有散寒止痛的功效。诸药合用，虚实兼顾，具有益气健脾、化痰祛瘀、通络益胃的功效，对脾胃虚弱型慢性萎缩性胃炎的治疗效果显著。此外，在治疗过程中，异型增生的整体恢复时间较长，需要督促患者培养良好的饮食、作息习惯，在最大程度上发挥药效，对提升整体治疗效果有重要意义。

观察 2 组的症状积分对比，2 组患者治疗前的腺体萎缩、慢性炎症及异型增生的症状积分对比，差异不具有统计学意义（$P>0.05$）；2 组患者治疗后的腺体萎缩、慢性炎症及异型增生的症状积分低于同组治疗前，研究组治疗后的腺体萎缩、慢性炎症及异型增生的症状积分低于对照组,组间数据相比差异有统计学意义($P<0.05$);研究组患者治疗总有效率显著高于对照组,差异具有统计学意义($P<0.05$)。从以上几个方面可以看出,采用顾氏益胃健脾汤治疗脾胃虚弱型慢性萎缩性胃炎更有效。治疗后可改善患者临床症状,有效率较高,因此该疗法值得在临床上借鉴与推广。

综上所述,顾氏益胃健脾汤治疗脾胃虚弱型慢性萎缩性胃炎有着显著的疗效,可以缓解患者的临床症状,促进患者康复,对脾胃虚弱型慢性萎缩性胃炎的治疗具有显著价值。

(原载于《当代介入医学》2021年第7期,有修改)

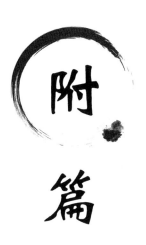

附篇

顾中欣名老中医药专家工作室简介

郭尧嘉

2015年根据《国家中医药管理局办公室关于印发2015年全国基层名老中医药专家传承工作室建设项目实施方案的通知》（国中医药办人教发〔2015〕25号）精神，经国家中医药管理局组织，在各省（区、市）遴选推荐的基础上，经国家中医药管理局审核，顾中欣主任成为第一批全国基层名老中医药专家传承工作室建设项目专家，建设周期为2015年12月至2018年12月。2016年工作室又成功申报扬州市中医药名师工作室，建设周期为2016年7月至2019年7月；2019年11月工作室再次成功申报第三批省名老中医药专家传承工作室，建设周期为2019年11月至2022年11月。至此，经过近7年的建设，工作室已颇具规模，目前工作室共有成员14人，其中指导老师1人，工作室负责人1人，工作室秘书1人，继承人11人。继承人中有8人来自仪征市中医院，3人来自乡镇卫生院。

工作室成立以来，已建成顾中欣全国基层名老中医药专家临床经验示教诊室1间；名老中医药专家临床经验示教观摩室1间、资料室1间，总面积约15 m^2。资料室收藏百余册与顾中欣名老中医药专家经验传承相关的图书，配备了计算机、投影仪及电动屏幕、录音笔、移动硬盘等相关设备，并与仪征市中医院全国名老中医孙浩工作室共享网络宽带、数码摄像机、数码相机、DVD刻录机、手写输入系统、移动硬盘及打印机、复印机等必要的仪器设备，可以实现影像同步录制传输、实时观摩、病历讨论及学术交流。

工作室目前整理形成优势病种诊疗方案3种，分别为胃脘痛病（慢性萎缩性胃炎）、胃疡病（消化性溃疡）及久痢病（溃疡性结肠炎），社会影响力较大。工作室共收集顾中欣名老中医原始临床医案400余例，论文论著、稿件40余篇，完成医案记录1 000余篇，跟师笔记、经典学习心得等1 000余篇，建成较为完善的顾中欣名老中医学术经验文献数据库。工作室共举办10余次学术沙龙，并根据工作室需要与陈集镇及新城镇卫生院、陈集镇双圩村卫生室、新集镇花园村卫生室、马集镇卫生院建立对口指导关系，并签署相关文件，已进行20余次下乡巡诊工作。2016年至2022年共举办江苏省、扬州市继续教育项目"顾氏内科学术思想学习班"7次。目前工作室成员已在国家级期刊及报刊发表学术论文、专业文章20余篇。

工作室自成立以来，通过工作室建设，抢救、挖掘、整理、宣传顾老的学术思想，整理、凝练顾老中医学术思想及提升学术影响力。工作室全体成员将努力把工作室建设成为开展学术传承活动、培养新一代名医、促进中医药学术经验共享、弘扬中医药文化、推动中医药理论研究和临床技术创新的平台。

顾氏内科中医术
——扬州市非物质文化遗产

潘晓星、郭尧嘉整理

一、历史溯源

顾氏为中医世家,顾中欣的父亲顾耀华、祖父顾文培均为无锡地方老中医,享誉江南澄西地区(今无锡、苏州常熟、常州武进一带),为吴门七子山顾系嫡传之一脉。

顾氏中医内科第一代为顾文培(主要行医时间为19世纪末至20世纪50年代),中华人民共和国成立前在无锡县城行医,中华人民共和国成立后应政府之邀到无锡县(今无锡市锡山区)珠祁卫生院工作。顾文培一生门人弟子众多,其中很多人都成为中医学界的骨干力量。

第二代为顾耀华(主要行医时间为20世纪40年代至21世纪初),自幼随父坐堂抄方行医,1946年至1947年曾在国民政府苏州监狱行医,1947年冬至中华人民共和国成立前夕在江阴行医,中华人民共和国成立后应政府之邀到武进县(今常州市武进区)横山桥卫生院工作。

第三代为顾中欣(20世纪70年代至2020年6月2日)。自幼秉承庭训,耳濡目染,熟读医籍,1965年考入南京中医学院医疗系深造,师从诸多名家,于理论和实践有了更为纯熟的运用。1970年毕业分配至仪征市工作,继承祖业,集诸多名家之精华,深研经典,自成体系。

二、学术思想

顾中欣从事中医内科50余年,擅长中西医结合治疗肝炎、肝硬化、胆石症、急慢性胆囊炎、急性化脓性胆管炎等肝胆系统常见病、多发病,长于治疗胆石症和肝硬化。

在诊断方面,中医历代对肝胆诸证均无专病论述,散在于胁痛、胃脘痛、腹痛、黄疸篇中,分为气滞型、湿热型、热毒型及血瘀型。顾氏中医内科掌握了中医辨证分型与西医诊断之间的对应关系,对以下几种肝胆疾病有深入的研究。① 无明显感染和梗阻的胆囊结石、胆管结石、肝内胆管结石,以腹痛为主症者多为肝胆气滞型,以发热、黄疸为主症者多为肝胆湿热型;② 胆结石合并明显感染者,多为肝胆湿热型,少数为肝胆气滞型和热毒型;③ 胆结石并发急性化脓性胆管炎、胆囊炎,或合并中毒性休克、胆囊积脓、胆囊穿孔等,多为热毒型,少数为肝胆湿热型;④ 胆石症伴发胆汁性肝硬化,多数为血瘀型。

在治疗方面,顾氏把握胆以"通"为用,以"降"为顺,"不通"多为胆道疾病的共同病理变化规律,以疏肝理气、通里攻下、清热利湿、活血解毒等方剂为基础,针对不同患者、不同证型、不同阶段,辨证施治,灵活化裁。同一疾病,在早、中期,以通为主;在后期,已出现虚象但仍有实证表现者,亦不能忽视"通"。常用治法有疏肝利胆法、清热利湿法、清热解毒法、利胆排石法、活血化瘀法、舒肝健脾法、疏肝利胆法、凉血开窍法、养阴救逆回阳固脱法等。此外，还采用金钱草、巴豆、生大黄、消石散等单方验方、"总攻"疗法、体针、耳针、三棱针、眼针、耳穴按压等多种治疗方法。其中，中西医结合胆石症"总攻"疗法，系根据机体排胆规律、特点及有关药物和治疗措施对泌胆、排胆作用规律，将中西医多种有效方法，按照各自作用的最强时间进行有机结合，使其在同一时间集中发挥最大效果，促使结石排出。这一方法对于排除结石、缩短疗程、降低手术率具有重要意义。

顾中欣对肝硬化的治疗积累了丰富的临床经验。自拟"化瘀软肝汤"，治疗各种类型肝硬化患者，发现该方能阻断肝硬化进程，使之逆向改变，缓解症状，改善预后，破除了肝硬化不能逆转的观点。

三、传承现状

顾中欣，出生于1946年10月，行医50余年。顾氏通过家传心授，大学系统学习，方从己出，古今合参，中西结合，圆机活法，讲究临证辨治，方随证变，充分显示了其在中医中药方面独特而精湛的医技。

2009年12月，顾中欣被确定为江苏省老中医药专家学术经验继承指导老师，收有严华、李雪峰2名传承人。

2015年12月，顾中欣被确定为全国首届基层名老中医药专家学术经验传承工作室指导老师，收有吴祝平、王燕、郭尧嘉、葛勤、王德明、黎强、谢坚、陈中红8名传承人。

2016年10月,顾中欣被确定为扬州中医药名师工作室指导老师,收有夏娟1名传承人。

2019年11月,顾中欣被确定为江苏省第三批省名老中医药专家传承工作室指导老师,收有李名宝1名传承人。

2020年5月,顾中欣被确定为扬州市第二批市名中医"师带徒"指导老师,收有钱洲1名传承人。

表6 顾氏内科传承谱系

代别	姓名	性别	出生年月	文化程度	传授方式	居住地址	备注
第一代	顾文培	男	不详	私塾	不详	无锡	已逝
第二代	顾耀华	男	1924.02	私塾	家传	无锡	已逝
第三代	顾中欣	男	1946.10	本科	家传	仪征	已逝
第四代	严华	女	1971.08	本科	师承	仪征	—
第四代	李雪峰	男	1971.02	本科	师承	仪征	—
第四代	吴祝平	男	1965.06	本科	师承	仪征	—
第四代	王燕	女	1981.07	本科	师承	仪征	—
第四代	郭尧嘉	男	1987.06	研究生	师承	仪征	—
第四代	葛勤	女	1988.09	研究生	师承	仪征	—
第四代	王德明	男	1971.12	本科	师承	仪征	—
第四代	黎强	男	1981.11	本科	师承	仪征	—
第四代	谢坚	男	1980.09	本科	师承	仪征	—
第四代	陈中红	女	1977.07	本科	师承	仪征	—
第四代	夏娟	女	1989.11	本科	师承	仪征	—
第四代	李名宝	男	1982.04	本科	师承	仪征	—
第四代	钱洲	男	1990.04	研究生	师承	仪征	—

四、重要价值

顾氏认为中医辨证论治讲求因人、因时、因地而异,针对每个患者的不同情况,相应做出具体处理。顾氏中医内科在临床诊断上,以"望、闻、问、切"四诊合参为主,偶尔借助西医检查;治疗上以中医药为主,偶用西药。

医疗价值方面,顾氏临证运用单方验方、"总攻"疗法、体针、耳针、三棱针、眼针、耳穴按压等多种治疗方法。其中,中西医结合胆石症"总攻"疗法,系顾氏多年临证心得,这一方法对于排除结石、缩短疗程、降低手术率具有重要意义。

学术价值方面,顾氏多年来的临床实践、治疗心得体会诸多,发表的诸多医学论文颇具学术价值。

风雨五十载,漫漫行医路
——记江苏省名中医顾中欣

郭尧嘉、吴祝平、李雪峰

走进仪征市中医院门诊楼,经常可以看到一位头发花白、睿智祥和的老者,不避寒暑,每周坚持5个全天出诊。他,就是江苏省名中医顾中欣。

顾中欣出身于无锡中医世家,幼承庭训,博采众家,自成体系;他奋战临床半个世纪,医术精湛,疗效显著,活人无数;他惦记祖国医学发展,关爱后学,不吝指教,桃李满园;他情系基层贫困患者,把脉献方,无私奉献,风雨无阻……风风雨雨五十载,他把一生献给了热爱的卫生事业,也收获了累累医术硕果。顾中欣是全国基层名老中医药专家传承工作室指导老师,也是江苏省名中医,江苏省名老中医药专家学术经验继承工作指导老师,更是扬州市非物质文化遗产"顾氏内科中医术"代表性传人。

一、不忘家传、博采众长,医技自成一家

顾中欣出身于中医世家,父亲顾耀华、祖父顾文培均为无锡当地名中医,享誉江南澄西地区(今无锡、苏州常熟、常州武进一带),为吴门七子山顾系嫡传一脉。顾中欣受父

亲、叔伯影响，自幼熟读医籍，特别是四大经典，临床运用常常脱口而出，信手拈来。真州镇一位50多岁的女性患者，数年来阴部灼热不适，初发时不甚明显，不想病情越来越重，需用扇子对其不停扇动，方能缓解不适，无论冬夏，痛苦万分，多方求诊，用药无数，均不能取效，严重影响了日常生活。顾中欣仔细问诊，查看患者舌苔、脉象后言："足厥阴肝经，起于大趾丛毛之际……循股阴，入毛中，过阴器，抵小腹……因此在治疗上当以清肝经湿热为大法，龙胆泻肝汤加减。"7剂过后，患者症状减半，效不更方，再进7剂而愈。

1965年，顾中欣考入南京中医学院医疗系深造，借此机会，顾中欣跟师于诸多名家，如周筱斋、任达然等，博采众家之长，融合家传及各家学说，形成了自己独特的医疗体系。1970年他毕业后至仪工作，50余年来醉心于临床，潜心研究岐黄之术，对内科杂病、男科、妇科均有着丰富的临床诊治经验。他先后创立了榆钱四物汤治疗子宫发育不良，蛭星元龙汤治疗中风、高血压性冠心病，消石散治疗胆囊结石，化瘀软肝汤治疗肝硬化等新疗法，在临床上疗效颇佳。特别是对于胆石症的"总攻"疗法，根据人体排胆规律，将中西医多种疗法进行有机结合，使其在同一时间集中发挥最大效果，促使结石排出。这一疗法对于排除结石、缩短病程、降低手术率具有重要意义。

二、医术精湛、扶危济困，终成医疗圣手

中医的生命力在于临床，一名中医是不是有真本事，关键在于其临床功夫。顾中欣是这样认为的,也是这样一直坚持的。50余年来,他以精湛的医术,频频救患者于危难之中,让一个个病患摆脱病痛折磨。

30多年前,顾中欣收治了这样1位女性患者。患者乙肝后肝硬化晚期,家境贫寒,在其他医院已被告知时日无多,让其回家,其丈夫不愿放弃,用平板车将其拖至仪征市中医院。顾中欣观其腹胀如鼓,脐突皮光,四肢消瘦,奄奄一息,此乃中医四大难症之鼓胀。顾中欣以"急则治其标"为原则,先予以1剂十枣汤峻逐其水饮,减轻患者症状,继而用汤剂益气活血、扶正补虚兼以逐痰利水,经数月调治后以丸药续服2年收功,患者竟然痊愈,再次复查B超,已找不到丝毫肝硬化迹象,且乙肝表面抗原业已转阴。

每年来仪求诊于顾中欣的外地患者有很多。其中常州1名14岁的小姑娘令人印象深刻。她因不明原因的牙龈出血,不小心轻轻磕碰一下便是淤青一片就诊于苏州血液病研究所,检查发现其血小板最低时只有二十几。予以激素治疗后,患者血小板虽有所上升,但不能恢复正常,且随着激素量的加大,小姑娘已出现了满月脸、水牛背等激素的副反应表现,无奈辍学于家中。父母多方打听,来仪求诊。顾中欣以益气养血、滋阴活血为大法,经过半年的调治,患者血小板恢复正常,后持续观察1年多,没有出现再降低现象。同时,在治疗期间,随着病情的好转,激素用量也在逐步减少,直至停用,避免了激素治疗所带来的毒副反应。

像这样的病例还有很多,顾中欣常说:"我们现代的中医,也需要懂些西医知识,不然患者拿着检查报告来,我们什么都不懂,那样是不行的。但我们也不能被他们牵着鼻子走,中医有着自己独特的辨证论治体系,我们要在精准辨证的基础上,灵活变通,才能取得好的疗效。"

多年来,顾中欣潜心医术,成就斐然,先后在《四川中医》《浙江中医杂志》等期刊发表学术论文40余篇,多次获得仪征市科技论文奖。

三、言传身教、情系基层,忘我传承医术

顾中欣一直认为中医的发展要靠传承。多年来,顾中欣担任全国基层名老中医药专家传承工作室指导老师、江苏省老中医药专家学术经验继承工作指导老师、扬州市中医名师工作室指导老师、仪征市中医院青苗工程指导老师、南京中医药大学临床实习生指导老师。对于晚学后辈的求教,他常常是知无不言,言无不尽,悉心教导。他的1位在陈集卫生室工作的村医弟子这样说:"顾老师临床带教,往往以案例为切入口,非常生动,一次就能记住,以后自己再碰到,也可以取得很好的效果。"顾中欣弟子众多,对于每位弟子的课业学习,他都认真批改,有时甚至熬到深夜。对于弟子请教的疑难杂症,他也会详细询问,认真思考,给出建议,并跟踪治疗情况。顾中欣用一个个生动的、真实的临床案例告诉大家,中医是切实有效的,中医师也是大有可为的。

顾中欣工作初期在仪征市陈集卫生院工作,对于基层老百姓有着深厚的感情。因此,他以全国基层名老中医药专家传承工作室建立为契机,坚持每月1~2次携工作室成员深入仪征市较偏远的陈集卫生院、双圩村卫生室,为大家问诊把

脉、献方，进行健康宣教，减轻病苦。顾中欣业已七十有余，有时碰上大风大雨天气，弟子就劝老师，还是改日再下乡。顾中欣却笑笑说："基层老百姓看病不容易，我们早去几天，就能帮助基层老百姓少受病痛折磨几天。我们做医生的要把看病救人放在第一位，更何况这点风雨和病魔相比不值一提。"现在顾中欣还带着6名乡医、村医，通过言传身教，切实提高学生们的临床水平，更好地为基层老百姓服务。

五十载风风雨雨，五十载默默付出，只为把祖国医学继承好、发展好、传承好。古稀之年，本应在家安享天伦，但顾中欣坚持门诊，仍然在临床一线为患者解除痛苦。也许，这就是对于"大医精诚"这四个字最好的诠释吧！

（原载于《中国中医药报》2018年3月2日，有修改）